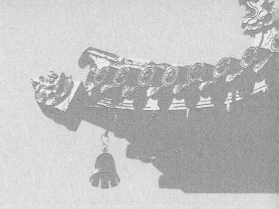

U0129967

李晶学术经验集

授道解惑 临证求悟

主编 李晶 赵勇

科学出版社

北京

内 容 简 介

本书概括了李晶从医四十余年的临床经验，是全面介绍李晶从医经历、学术思想、临证经验、学术成就、学术传承等方面的重要参考资料。

全书分为五个章节：第一章节为李晶教授传略，介绍李晶教授求学之路和治学之路；第二章节为李晶教授成为名医和名师的心路历程；第三章节为李晶教授临证特色；第四章节为李晶教授学术成就；第五章节为李晶教授传承弟子及其博士、硕士研究生学术传承经验总结。

本书适于中医临床医生、中医药院校学生、科研工作者阅读使用，也可供中医爱好者参考。

图书在版编目（CIP）数据

李晶学术经验集：授道解惑 临证求悟 / 李晶，赵勇主编. -- 北京：科学出版社，2024.6. -- ISBN 978-7-03-078831-3

Ⅰ. R249.7

中国国家版本馆 CIP 数据核字第 2024ZL9724 号

责任编辑：刘 亚 / 责任校对：胡小洁
责任印制：徐晓晨 / 封面设计：陈敬

科 学 出 版 社 出版

北京东黄城根北街 16 号
邮政编码：100717
http://www.sciencep.com

北京九州迅驰传媒文化有限公司印刷
科学出版社发行 各地新华书店经销

＊

2024 年 6 月第 一 版 开本：787×1092 1/16
2024 年 6 月第一次印刷 印张：8 1/4
字数：196 000

定价：58.00 元

（如有印装质量问题，我社负责调换）

编 委 会

自 序

余出生在医学世家，自幼受祖父与父母的熏陶，对中医药产生了浓厚的兴趣，闲暇之余便前往当地医院跟师学习，恢复高考后更是第一时间报考了山西医学院中医大学班，从此开启了漫漫求学路。作为恢复高考后的第一批本科生，余深知机会来之不易，故求学之时勤学苦练，孜孜不倦，拜读古今医籍，深入探究思索，经年累月，终有所悟。

授业之际，余深感中医药传承创新发展之重要性，故学成之后一边投身临床，一边致力于教学工作，以期在传承中培养更多优秀人才，推动中医药发展。在临床中，一医一案，均深思熟虑、慎重拟方，并不计繁简，记录在册，终得些许感悟。在教学中，注重培养学生的中医临床思维能力，是培养优秀中医师必备的素质；同时教导学生"大慈恻隐，济世救人"，立足仁心，坚守医德。

余自知才疏学浅，然有幸得国家中医药管理局和山西省中医药管理局的立项资助，在各级领导支持与关心下，成立了全国名老中医药专家传承工作室，并编写了本书。本书汇集了余从医之路，治学理念，治疗肺系疾病、脾胃疾病及失眠等病证的经验与思考，以及精选近年医案，以期抛砖引玉，为中医人及中医爱好者提供些许思考。欲诣扶桑，非舟莫适，愿每一位中医人勤求古训，博采众方，慎思明辨，夯实基础，守正创新，稳固发展传承中医药文化！

李 晶

2023 年 11 月

前　言

中医药文化作为我国国粹、中华瑰宝，源远流长，博大精深，其完整而独特的辨证体系及临床治病中突出的疗效，为中华民族繁衍生息做出了重要贡献。新冠疫情肆虐下中医药所发挥的优势更是提高了全民对中医药的重视度。名老中医是当今中医界的"集大成者"，在理论及临床实践中有自己的独到之处，他们的学术思想及临证经验是中医药学宝库中的宝贵财富。而传承名老中医的学术思想和临证经验是培养中医人才的有效途径，是推动当代中医发展的重要一环。

李晶教授是国家级名老中医，第六、七批全国老中医药专家学术经验继承工作指导老师，全国中医药高等学校教学名师，山西省名中医，山西省卫生系统有突出贡献人才，卫生系统山西省优秀专家，山西省教学名师。李晶教授从医从教四十余载，在教育教学及临床实践领域都取得了一定的成就。教育教学方面，李晶教授参编多部国家级高等教育教材，提出"两个注重"革新教学管理理念，主张"以学生为中心"的教学理念，将中医临床思维贯穿到整个教学过程。临床方面，李晶教授擅长治疗呼吸、消化、睡眠障碍等中医内科疾病。其主张以"恢复五脏六腑正常的生理功能"为目的，紧抓病机，多法并用，创立"治肺八法""治脾胃八法"以及"治失眠四法"等基本治法，选方用药提倡经方验方叠加使用，对药、角药联合应用，中西药理相辅相成，以"排兵布阵"之功解疑难杂病之证。

本书系李晶教授及其弟子共同编写而成。在编写过程中，李晶教授主要负责学术思想及学术经验的总结归纳，同时多次参与到书稿的审核工作中，保证了本书内容能够真实反映其学术水平和临床经验。

本书是一本具有科学性与实践性的中医临床书籍，可供医学生、中西医临床工作者及中医爱好者参考阅读。

编　者

2023 年 11 月山西太原

目　　录

第一章 潜学悟道

第一节 求学之路

一、家学渊源

李晶，1956 年出生，山西省太原人。祖父李实为太原市名老中医，父亲李嗣元毕业于山西医科大学前身川治医专，母亲李燕萍是部队医院检验师。由于从小生活在医学世家，李晶对于医学有了更直观、深刻的认识，为其日后从事医学事业打下基础。

二、学徒生涯

文化大革命期间，全国教育事业停滞，李晶被安排到山西纺织印染厂当起了学徒工。工厂旁边是太原纺织职工医院，由于其从小受到家庭医学环境的熏陶，在闲暇之余，李晶就会前往医院跟诊，也有时会陪同工厂职工看病。李晶对医学兴趣广泛，跟师时不局限于中医或者西医，经常向所跟之师请教。面对求知若渴的李晶，老师们也十分愿意传授自己临床所得经验。闲暇之余的"跟诊"经历让李晶对医学有了更深层的认识，为其后来填报高考志愿提供了更多选择。

三、大学生活

1977 年，全国恢复高考，李晶同大多数"知青"一样参加了高考，并且被山西医学院中医大学班（现为山西中医药大学）录取。

李晶作为高考恢复后第一批本科生，特别珍惜来之不易的学习时光。当时的中医大学班由一大批中医和西医领域的名医名师授课，因此寄托了无数人对山西中医未来的期望。李晶和同学们埋头苦学，甚至经常通宵达旦。李晶经常抄写、背诵中医四大经典以及相关中医教材，并且一词一句研读其中奥妙，时常与同窗、与老师前辈畅谈、争论、交流。

第二节 治 学 之 路

一、三尺讲台 传授"大医精诚"之道

李晶生长在医学世家，自幼受祖父治病救人思想的影响。因此，从教之后，李晶的第一课就是从"大医精诚"讲起，他认为每位学医人首先应该把唐代孙思邈的"大医精诚"倒背如流，并勉励学生以此为医德修养的圭臬，毕生的为医目标。

李晶认为"大医"是古代百姓对医德高尚、医术精湛医生的称谓。"精诚"一词出自《庄子·渔父》，"真者，精诚之至也，不精不诚，不能动人"，意在强调只有以"至精至诚"之心对待患者，才能得到患者的称赞，成为后世称道的"大医"。"精"是指医生的医学知识要扎实雄厚、医疗技术要精湛过硬。一是要"精勤"，必须要具备刻苦钻研的学习作风，要做到"白首之年，未尝释卷"。二是要"精业"。大医者必须要业务精湛，医生在为患者诊查疾病的时候，要全面了解疾病的本末由来、病状脉候，进行综合分析，做出判断，一丝一毫不得有误。

"诚"是指一种真实不欺的道德境界。一是不欺学问。做学问不自欺，要虚心学习，实事求是，《大医精诚》中有："世有愚者，读方三年，便谓天下无病可治；及治病三年，乃知天下无方可用。"二是以诚待人。要真心诚意帮助患者解决病痛，正所谓"澄神内视，不皎不昧"为"诚"之境界。

每一个学医之人不仅要有精湛的医术医技，更要有高尚的医德医风，方能被称为"大医"。

二、医者仁心 心系患者生命安危

悬壶济世，彰显医者之道。作为一名教师，可以传道授业解惑，通过课堂传播医学之理。作为一名医务工作者，则必须通过治病救人来实践医学之妙。

孙思邈曰："人命至重，有贵千金，一方济之，德逾于此。""凡大医治病，必当安神定志，无欲无求，先发大慈恻隐之心，誓愿普救含灵之苦。"李时珍曰："医之为道，君子用之于卫生，而推之以济世，故称仁术。"李晶牢记"医以德为先"的宗旨，想患者所想，急患者所急，勇于承担"健康所系，性命相托"责任，努力实践着自己当一名好医生的诺言。面对患者，要始终保持明确的诊疗思路，始终将安全意识、人文关怀融入诊治过程当中，始终秉承"以人为本、仁善立业、精术显德、贵义贱利"的医学道德。他用爱心、责任心、同情心、侠义心、平常心建立起了患者和医生之间信任的桥梁，用高尚的道德情操、人文素养及奉献精神守候着广大患者的健康。

三、不忘初心 革新教学管理理念

1987 年，李晶进入山西中医学院（现山西中医药大学）后一直从事教学、教务工作，

始终以"学高为师，身正为范"的规范要求自己，把学生放在首位，立志推动教学工作走向全国的前列。

他从中医的自身特点出发，遵循中医自身发展规律和中医人才的成长规律，适应医学模式的转变，着重培养中医大学生的批判性思维、质疑性思考，把提高教学质量作为中医教育的重中之重。在教学管理工作中，因时而进，逐步形成了"两个注重"：一是注重人才培养模式改革，主导推动了"前期趋同，后期分化"的改革探索，倡导人才培养"宽基础、厚实践、强能力"，形成了"重经典、早临床、多实践"的教学特色。二是注重教学质量监控体系的建设，构建了科学有效"主辅结合"的指标体系，真正实现了质量评价的"改进"职能。山西中医学院中医学专业被评为山西省人才培养模式创新试验区，为学校培养卓越中医人才做出了有益的尝试，积累了宝贵的经验。

第二章 声名鹊起

第一节 名医之路

李晶从事中医临床工作四十余载，在呼吸、消化、失眠以及内分泌疾病方面积累了丰富的临床经验，形成了独具特色的学术思想。①在呼吸系统方面，总结了"宣降同调、寒温并用、理气为上、化痰为重、活血为助、祛风通络、培土生金、肺肾同治"的治肺八法；②在消化系统方面，主张恢复脾胃正常的生理功能，总结了"升清降浊、通达补中、敛化相因、寒热并用"的脾胃八法；③在失眠方面，总结了"疏肝解郁化痰、清火开窍重镇、活血化瘀行气、滋阴补阳调和"的不寐四法。

在遣方用药上，李晶主张抓主证用主方，顾兼证叠经方，善于利用经方叠加、时方重组的方法，实现古方的现代应用，使古方通过变化重组，发挥最大的临床功效；同时注重中药的现代药理研究，主张中药的"中西结合"。

李晶精湛的医术和高尚的医德得到了患者和同行的认可，于2008年荣获"山西省卫生系统有突出贡献人才"称号；2010年荣获"卫生系统山西省优秀专家"称号；2016年荣获第二批"山西省名中医"的称号；2017年成为了第六批全国老中医药专家学术经验继承工作指导老师，并成立了"山西省名中医工作室"；2022年成为了第七批全国老中医药专家学术经验继承工作指导老师，并成立了"全国名老中医药专家传承工作室"。

在科研方面，李晶立足于"临床常见病、多发病证治规律研究"，以临床常见病为突破口，基于病证结合的研究模式，借鉴循证医学的基本研究路径，探讨中医药防病、治病的新思路，实现科研与临床良性双向促进。科研为临床提供诊病、治病的依据，临床为科研寻找新的研究切入点，形成了严谨的科研思路，具备了较强的科研创新精神与能力，累计参与科研项目10余项，并发表学术论文40余篇。

第二节 名师之路

李晶是博士生导师，先后培养了数十位博士、硕士研究生，并且通过师承方式，教授了诸多的弟子。在教学工作中，他尤其重视本科阶段学生的教学任务，先后主持开展多个省级重点教改课题，其中"中医类专业本科教育课程体系改革的研究与实践""构建中医类本科临床专业后期实践教学体系的研究与探讨""构建中医类院校评教、评学、评管内部质量监控体系的研究与探讨"获得省级教学成果一等奖二项，二等奖一项。除此之外，李晶还参与了教育部教学指导委员会临床实践工作组的临床实践教学基地的相关文件的起草，并主编出版了普通高等教育"十一五"国家级规划教材《中医诊断学》等4部教材，参编了"十五"《中医诊断学》《中医辨证学》教材，"十一五"《中医诊断学技能实训》教材，"十二五"《中医诊断学》教材，"十三五"《中医临床思维》教材等十余部教材。并于2010年荣获"山西省教学名师"称号，2016年荣获全国"中医药高等学校教学名师"称号，2006年、2010年、2014年连续三次当选为中华中医药学会诊断分会常委兼副秘书长。

在担任山西中医学院教务处处长期间，李晶夯实了教学管理基础，加强了教学基本建设，革新了教学管理理念，完善了人才培养模式和教学质量监控体系，圆满通过了教育部历次的合格评估工作。并于2006年当选为全国中医药高等教育学会教育评估研究会常务理事；2009年当选为中共山西省高等院校工作委员会、中共山西省教育厅党组联系的高级专家；同时兼任全国中医药高等教育学会临床教育研究会常务理事；2017年被聘为"2018～2022年教育部高等学校中医学类专业教学指导委员会委员"（以下简称教指委委员）。

在被聘为"教指委"委员后，李晶先后参加了相关大学的中医学专业认证，包括延边大学医学院、内蒙古医科大学中医学院、首都医科大学、天津中医药大学、青海大学、厦门中医院等。2021年担任第十届中国大学生医学技术技能大赛江西预赛中医专业的评委以及担任全国总决赛的命题组专家成员。

如今，李晶虽已退休，但是仍然活跃在临床和教育工作的一线，为患者排忧解难，为中医事业奔走效劳。

第三章 临证特色

第一节 肺系病证

一、治肺八法

《灵枢·九针论》曰："肺者，五脏六腑之盖。"说明肺在人体中的位置特别重要。肺的生理功能有宣发肃降、主气司呼吸、主治节朝百脉、通调水道。肺的生理特性是肺为娇脏，最易受邪，因此吴鞠通在《温病条辨》中说："治上焦如羽，非轻不举。"在用药方面主张选用轻清上浮之药，以减轻肺的负担。人体是一个有机整体，牵一发而动全身，从经络表里属性可知肺与大肠相表里，因此，肺系疾病与大肠生理病理功能密切相关，除此之外，根据五行关系和脏腑理论等可知，肺病也受到心、肝、脾、肾等脏器的影响。同时，要密切关注肺系病中急性病症的证候动态变化，根据变化及时做出相应的治疗方案的调整，以免耽误病情。

恢复肺之生理功能是治疗肺疾病的根本目的，在临床实践中，总结出了"宣降同调、寒温并用、理气为上、化痰为重、活血为助、祛风通络、培土生金、肺肾同治"八种治法，现介绍如下。

（一）宣降同调法

宣法是指以升散之品治疗肺气不宣的一种治法，具有解表达邪、宣发肺气的作用，用于肺气失宣导致的以咳嗽、恶寒发热、汗出不畅、胸闷为主要临床表现的症候。

在临床中常用药性轻灵上浮的药物，如桔梗、蝉衣、荆芥、柴胡、防风等，以达到祛邪而不伤正的目的；若肺中有饮邪，也可加椒目、半夏等温肺化饮之品；若气机不畅者，可加薤白、瓜蒌等宽胸理气之品。

降法包括降肺气、降大肠之气和降肝气。

（1）降肺气　是指以归肺经的肃降之品治疗肺气上逆的一种治法，具有平喘止咳、宽胸理气的作用，用于肺气上逆导致的以咳嗽、咳痰、气喘、胸闷憋气为主要临床表现的症候。在治疗上常用葶苈大枣泻肺汤进行加减，若咳嗽甚者，加枳壳、款冬花、杏仁等化痰理气止咳之品；若喘甚者，加旋覆花、代赭石等重镇降逆之品，同时可通降肺胃之气，一举两得；若胸闷憋气甚者，加仲景之瓜蒌薤白桂枝汤，往往能取得奇效。

（2）降大肠之气　是指以归大肠经的降气之品治疗肠病及肺或肺肠同病的一种治法，具有降肺止咳、通调大便的作用，用于肠腑不通，腑气上逆犯肺导致的以咳嗽、口中有异味、大便不通为主要临床表现的症候。肺与大肠在生理、经络上相为表里，二者在病理上也相互影响，《素问·咳论》言："肺咳不已，则大肠受之。"即肺气不降日久则见大便难解；反之，大肠病亦可累及于肺，正如《黄帝内经灵枢集注·卷五》言："大肠病，亦能上逆而反遗于肺。"因此，在临床用药时特别注重肺肠同调，功必倍于单用宣肃肺气之品，紫菀、杏仁二药皆归肺、大肠经，皆有宣降肺气、通调大便的功效，是临床常用肺肠同治的对药。

（3）降肝气　是指以归肝经的降气之品治疗肝气犯肺的一种治法，具有疏肝理肺、行气止咳的作用，用于肝气犯肺导致的以咳嗽、胸胁苦满、咳唾引痛为主要临床表现的症候。肝咳的主要病机是肝气升发太过影响肺气肃降，发作为咳，《素问·咳论》曰："肝咳之状，咳则两胁下痛，甚则不可以转，转则两胠下满"。因此，在治疗由肝气升发太过引起肺失宣降病症时常佐以疏肝理气之品，以达降肝气以宣肃肺气的效果，可选用枳壳、青皮、香附等药物以降肝气。

肺宣发肃降功能在生理上相互依存，病理上相互影响。故认为在临床上当肺宣发或肃降功能出现异常时，应采用宣降同调的方法，若肺气失司以肺宣发功能失常为主，可加入少量降肺气的药物，如枳壳、苏子等；若以肺肃降功能失常为主，可加入少量升宣肺气的药物，如桔梗、柴胡等。

（二）寒温并用法

寒法是指以清散之品治疗热邪犯肺或内热蕴肺的一种治法，具有疏散风热、清热化痰、利咽止咳的作用，用于热邪犯肺或内热蕴肺导致的以发热、咳嗽、咳黄痰、咽痛、胸痛为主要临床表现的症候。我在临床上将"湿热之证"分成三个阶段，初期以热为主，选用上焦宣痹汤或银翘散加减以清宣肺热；中期以湿为重，选用三仁汤加减以清热利湿；后期湿热并重，选用甘露消毒丹加减以清热化湿解毒，临床疗效显著。

温法是指以温散之品治疗寒邪客肺的一种治法，具有温肺化饮、止咳化痰的作用，用于寒邪犯肺导致的以恶寒发热、咳嗽、咳白痰、咽痒、怕冷为主要临床表现的症候。在临床上常用自拟麻杏紫前汤或小青龙汤进行加减。

肺为娇脏，不耐寒热，使用过寒或过热的药都会对肺脏产生一定的损伤。因此，治疗肺系疾病重在寒温并用，以平为期。对肺寒证用以热药的同时稍稍佐以清寒之品，如可以在三拗汤合止嗽散的基础上加桑白皮、北沙参等凉性药物；肺热证用寒药的同时亦不忘稍佐以温药和之，如可以在银翘散或上焦宣痹汤的基础上加上白前、桔梗等温性药物。此外，临床上面对寒温并重证候时，可用大青龙汤或小陷胸汤进行加减。常用的辛开苦降，寒温并调药对有黄连与吴茱萸、黄连与干姜、黄芩与半夏、麻黄与石膏等。

（三）理气为上法

理气为上是指以理气之品治疗肺之气机郁滞的一种治法，具有理气宽胸、行气止痛的作用，用于气机不畅，蕴结在肺导致的以胸闷、胸部胀痛、气短等为主要临床表现的症候。

肺系疾病，多由肺升降功能失常导致气机郁滞，应以理气为上，使肺气恢复宣发、肃降功能，从而升降同调，达到改善患者症状的目的。在治疗上常用二陈汤合四逆散进行加减，若咳嗽痰多者，加药对白前与前胡，辛开苦降，畅达气机；若兼喘甚者，加杏仁、厚朴下气消痰平喘；若肝气郁结者，加香附疏肝理气。此外，由于肺居华盖，用药时应以轻清疏透、宣散理气之品为优，故选用花叶类中药为主，如苏叶、枇杷叶、薄荷叶、旋覆花、菊花等。

（四）化痰为重法

化痰为重是以化痰之品治疗肺之痰饮内阻的一种治法，具有化痰止咳、清热化痰、温肺化饮的作用，用于痰饮阻肺导致的以咳嗽咳痰、胸闷、咽中有异物感为主要临床表现的症候。

"脾为生痰之源，肺为贮痰之器"，脾虚则痰自生，痰邪随水谷精微上传于肺，肺气受痰湿阻滞而导致痰气搏结，上发于食管则产生咽中异物感、咳嗽、咳痰等症状。痰饮既是病理产物，又是致病因素。因此，临证中应遵循有痰必排必消的原则，从肺脾论治，兼之以肝肾等脏腑，进而达到化痰、止咳、平喘的效果。在治疗中以二陈平胃散进行加减，若寒热错杂者，可加白前、前胡，寒温并调、止咳祛痰；若兼痰热者，可加白茅根、芦根、竹茹清热祛痰或清金化痰汤；若兼寒痰者，可加小青龙或三拗汤温肺化饮；若咳痰明显者，可加射干、紫菀、款冬花止咳化痰；若喘者，可用定喘汤进行加减。

（五）活血为助法

活血为助是指以活血之品治疗肺之瘀血阻滞的一种治法，具有活血化瘀、通络止痛的作用，用于瘀血阻肺导致的以咳嗽、胸部刺痛、舌唇青紫、心悸气短难愈为主要临床表现的症候。

肺系疾病初期多在气分，病在经；久病则多在血分，病在络。久病之人，临床上见或不见"瘀象"，均可酌加通络活血药，通过活血化瘀法，改善微循环，增加血流量，改善肺组织血液供应，可预防肺气肿、肺源性心脏病等心肺疾病。在治疗上常用血府逐瘀汤行气活血，通络止痛；若入络浅，络病轻者，可加桂枝、香附、郁金等辛香通络；若入络深，络脉瘀阻明显者，可加乳香、没药及失笑散等化瘀通络；若络病重且久，络中瘀着、痰凝不去者，可加僵蚕、地龙、水蛭、九香虫等虫类药物破血通络。

（六）祛风通络法

祛风通络是指以祛风通络之品治疗风邪伏肺的一种治法，具有祛风胜湿、固表止汗、通经活络的作用，用于风邪伏肺导致的以咳嗽、哮喘、鼻痒咽痒、恶风怕冷、皮疹等过敏性肺病为主要临床表现的症候。

风为百病之长，风邪常为外邪致病之先导。《素问·太阴阳明论》亦云："伤于风者，上先受之。"外风最易侵犯上焦，而伏于肺络，风邪伏肺一则引起咳嗽，同时也是诱发其他外邪咳嗽的基础病机。对于早期由风邪伏肺诱发的咳嗽，常用止嗽散进行加减。若病程日久，风邪入络者，如变异性哮喘、过敏性鼻炎、荨麻疹等变态反应性疾病，在临床上常以祛风通络的方法治疗，治疗上用杏苏散为基础方进行加减，若风邪甚者，加防风、荆芥等祛风解表；若风邪入络深者，多选用虫类药如蝉衣、僵蚕、地龙等搜风通络；若患者为变异性哮喘，可用定喘汤进行加减；若患者为过敏性鼻炎，可加苍耳子、辛夷；若患者体质偏虚，怕风恶冷，可合用玉屏风散；乌梅、防风为治疗过敏性疾病的对药，凡过敏性疾病皆可用之。

（七）培土生金法

培土生金是指以健脾和胃之品治疗肺脾失调的一种治法，具有止咳化痰、健脾益肺、肺脾同调的作用，用于肺脾失调导致的以咳嗽、气短、乏力、纳差、便溏为主要临床表现的症候。

在临床中，肺病日久者多有脾胃受损之象，因此在治疗肺系疾病时应顾护脾胃，以培土生金，肺脾同调。《临证指南医案》言："从来久病，后天脾胃为要。咳嗽久，非客症，治脾胃者，土旺以生金，不必穷究其嗽。"也强调了从脾论治咳嗽等肺系疾病的必要性。因此，在治疗上常以三子养亲汤合六君子汤化痰止咳、健脾化湿；若咳喘重者，加枳壳、紫菀、百部、葶苈子等下气止咳；若痰湿化热者，加竹茹、桑白皮等清热化痰；若有寒饮者，加小青龙汤温肺化饮；若气短甚者，加黄芪、女贞子益气养阴；在从肺论治效不显时往往从脾论治能达到意想不到的效果。

（八）肺肾同治法

肺肾同治是指以补气益肾之品治疗肺肾两虚的一种治疗方法，具有补肾纳气、滋阴清热、温阳利水的作用，用于肾不纳气或肺肾阴虚或肾虚水泛导致的以气短、咳喘、乏力、腰酸困，或干咳、口干、潮热盗汗，或咳逆倚息不得卧，怯寒肢冷为主要临床表现的症候。

肺肾为母子关系，母病日久及子，即肺虚日久及肾，肾气虚则摄纳无权，气不归根而浮于上，表现为气短乏力，治法为补肾纳气，在治疗上常用苏子降气汤进行加减；若金水不生，肺肾阴虚者，可用麦味地黄丸滋养肺肾；若兼阳虚水泛者，可用真武汤温阳利水。

二、医案精选

（一）感冒

案1

张某，男，6岁，2018年1月8日初诊。

主诉 鼻塞、咳嗽10余日。患者家属诉10余日前因外出游玩运动后受风出现鼻塞，偶有清涕，伴咳嗽，痰少，咽痒而咳，无咽痛，无口干口苦，大便不成形，食欲佳。舌尖红，苔根部黄腻，食指络脉风关。中医诊断：感冒（风热闭肺证）。治法：疏风清热，宣肺解表。

处方　桔梗甘草汤加减

桔　梗 4g	甘　草 6g	蝉　蜕 6g	薄　荷 6g
牛蒡子 6g	防　风 6g	桑　叶 6g	炒苦杏仁 6g
桑白皮 8g	海浮石 6g	厚　朴 6g	陈　皮 6g
苍　术 3g	玄　参 8g		

3 剂，水煎服，日 1 剂，早晚分服

二诊（2018 年 1 月 11 日）　诉服上方后诸症好转，刻下无鼻塞，咳嗽减少，大便 2 日 1 行，质软可成形，昨日运动后再次受风，半夜起出现咳嗽，咳少量黄色黏痰，伴咽痒，小便不通。舌尖红，苔黄腻，食指络脉风关。

处方

陈　皮 8g	法半夏 6g	炒苦杏仁 6g	炒紫苏子 6g
紫苏叶 6g	前　胡 8g	紫　菀 8g	浙贝母 8g
枇杷叶 8g	芦　根 10g	桑白皮 8g	

4 剂，水煎服，日 1 剂，早晚分服

按　时值北方冬日，患者外出游玩，汗出当风，风寒之邪从皮毛而入，肺卫受邪，腠理郁闭，发为感冒；查舌尖红苔根黄腻，郁而化热，辨证为风热闭肺证。初诊以疏风清热、宣肺解表立法，方选桔梗甘草方加减，《伤寒论》311 条云："少阴病二三日，咽痛者，可与甘草汤；不瘥者，与桔梗汤。"方中以桔梗宣肺利咽，引药上行，直达高位；甘草清热解毒；加蝉蜕、薄荷、牛蒡子以清利咽喉；肺病以"理气为上"，故加厚朴、陈皮、苍术以理气健脾燥湿。二诊风邪已不胜，诸症已明显改善，故以化痰止咳为法，守上方巩固治疗。

案 2

李某，男，43 岁。2020 年 9 月 15 日初诊。

主诉　感冒 3 日。患者诉 3 日前吹空调后出现咽部疼痛，吞咽时明显，伴鼻塞，1 日前出现发热，体温 37.7℃，伴头身疼痛，自行服用"蒲地蓝""罗红霉素""感冒颗粒"后，目前体温 36.0℃。刻下症见：鼻塞，打喷嚏，无流涕，咽干咽痒咽痛，口干，背部酸痛，二便调。舌红，舌尖芒刺，苔薄黄，左侧边有剥落，脉浮数。既往行"扁桃体切除术"；既往有"鼻炎"病史 20 年。中医诊断：感冒（风热犯肺证）。治法：辛凉解表，疏风清热。

处方　银翘散加减

金银花 12g	连　翘 10g	牛蒡子 10g	荆　芥 10g
防　风 10g	桃　仁 10g	炒苦杏仁 9g	甘　草 6g
薄　荷 10g	玄　参 10g	地　黄 10g	麦　冬 10g
醋延胡索 10g	羌　活 10g	桔　梗 6g	麸炒枳壳 10g
茜　草 10g	辛　夷 10g	桂　枝 10g	白　芍 10g

5 剂，水煎服，日 1 剂，早晚分服

按　咽为肺之门户，风热之邪侵袭肺卫，因此该患者表现为咽部不适，以咽痛为首发症状。证属风热犯肺，故方选银翘散合增液汤加减，银翘散为辛凉平剂，辛凉解表、清热解毒；增液汤有增水行舟之效，养阴生津；该患者既往行"扁桃体切除术"，手术耗伤气血，损耗阴液，加醋延胡索、茜草以活血化瘀；辛夷宣通鼻窍，桔梗宣肺利咽，载药上行，桂枝调和营卫，温通经脉，全方共奏辛凉解表、疏风清热之功，并可养阴润燥生津、宣发肺气，恢复肺之生理功能。

（二）咳嗽

案 1

韩某，女，67 岁，2019 年 3 月 21 日初诊。

主诉 咳嗽气短 2 月余，加重伴乏力 1 周。患者诉 2 个月前因受凉后出现咳嗽，呈阵发性，咳少量白痰，伴气短，遇异味刺激加重。就诊于当地社区门诊予抗感染治疗（具体用药不详），咳嗽气短无明显好转。1 周前患者咳嗽气短加重，自觉全身乏力，遂就诊于我院门诊。刻下症见：咳嗽，咳少量白痰，伴气短，时有胸部憋闷感，遇异味刺激加重，伴咽痛，全身乏力，精神欠佳，夜寐一般，二便调。舌红苔黄厚腻，舌边尖见点刺，脉弦数。辅助检查：2019 年 3 月 18 日医院胸部 X 线示支气管感染。中医诊断：咳嗽（痰热伏肺证）。治法：清热化痰，宣肺止咳。

处方 桔梗甘草汤加减

桔 梗 6g	甘 草 6g	蝉 蜕 9g	薄 荷 9g
牛蒡子 10g	防 风 10g	桑 叶 10g	炒苦杏仁 9g
桑白皮 10g	鱼腥草 10g	海浮石 10g	法半夏 9g
陈 皮 10g	厚 朴 10g	炒紫苏子 10g	茯 苓 10g
乌 梅 20g	青 果 10g	徐长卿 10g	茜 草 10g
墨旱莲 10g	桂 枝 10g	炒僵蚕 10g	

5 剂，水煎服，日 1 剂，早晚分服

二诊（2019 年 3 月 25 日） 患者诉服药后咳嗽减轻，夜间入睡时自觉有痰阻于气道，甚时自觉胸部憋闷疼痛，气短，咽干咽痛，口鼻干燥，二便可，舌红苔黄微腻，脉弦。守上方加减，上方去桑白皮、鱼腥草、厚朴，加瓜蒌 10g、黄连 10g、薤白 10g、北沙参 20g、麦冬 20g。7 剂，水煎服，日 1 剂，早晚分服。

三诊（2019 年 4 月 1 日） 患者诉服药后偶有咳嗽，夜间仍有胸憋气短，咽干口干，咽痛，平素情绪起伏大，思虑多，眠差，每日大便 3～4 次，不成形，小便可。舌淡红苔微黄，脉弦数。

处方 半夏厚朴汤加减

法半夏 9g	厚 朴 10g	紫苏叶 10g	茯 苓 10g
柴 胡 10g	麸炒枳壳 10g	白 芍 15g	甘 草 6g
淡豆豉 10g	郁 金 10g	枇杷叶 10g	射 干 10g
通 草 5g	浙贝母 10g	栀 子 10g	北沙参 15g
麦 冬 15g	天 麻 10g	钩 藤 10g	

7 剂，水煎服，日 1 剂，早晚分服

按　患者女性，年近古稀，外邪干肺而用寒凉，此一则引邪入里，二则郁遏邪气不能透达外出，是以咳嗽不解，久而化热，辨为痰热伏肺证。因而初诊以轻清之品透达邪气，佐以化痰药，患者症见闻异味则咽痒、咳嗽加重，有风邪伏肺的病因病机存在，对于"风邪"作祟，李晶教授常用"乌梅-防风"对药，王好古曰："乌梅……能收肺气，治燥嗽，肺欲收，急食酸以收之。"《药类法象》曰："治风通用。泻肺实，……除上焦风邪。"乌梅和防风配伍，酸收辛散，敛肺、祛风，现代药理研究表明其有抗过敏作用，故李晶教授常将这组对药用于高敏感人群，如过敏性鼻炎、变应性咳嗽、咳嗽变异性哮喘患者等呼吸道过敏疾患，甚至于应用于表现为肠易激的消化道过敏者。对于慢性咳嗽见有耳痒、鼻痒、眼痒，或皮肤过敏、食药物过敏、环境过敏、胃肠道过敏的患者，不论寒热均加用乌梅、防风，以达到抗过敏的作用。

案 2

李某，男，62 岁，2019 年 3 月 18 日初诊。

主诉　间断咳嗽 3 年余。患者诉 3 年前无明显诱因出现咳嗽，呈痉挛性剧咳，遇冷空气、异味、粉尘刺激则发作，白天咳甚，伴咽痒，偶有咳痰，痰白质黏，无气紧、胸闷，夜间汗出多，胸部为甚，偶有胸部、背部不适，平素性情急躁，夜寐欠佳，食纳一般，大便质软日 1 行，小便调。舌暗，苔黄厚腻，舌边可见瘀斑，脉弦细。中医诊断：咳嗽（风邪犯肺证）。治法：祛风化痰止咳。

处方　自拟麻杏紫前方加减

蜜麻黄 6g	炒苦杏仁 9g	紫 菀 10g	前 胡 10g
五味子 10g	紫苏叶 10g	炒紫苏子 10g	蝉 蜕 9g
地 龙 10g	牛蒡子 10g	白 芍 10g	钩 藤 15g
北沙参 10g	麦 冬 15g	乌 梅 15g	防 风 10g
炒僵蚕 10g	炙淫羊藿 10g	酒女贞子 10g	炙黄芪 10g
龙 骨 15g	牡 蛎 15g		

3 剂，水煎服，日 1 剂，早晚分服

二诊（2019 年 3 月 25 日）　患者诉服药后咳嗽明显减轻，咳痰减少，夜间 3～5 点仍有汗出，出汗量较前明显减少，无胸背部不适，夜眠一般，二便调。舌红苔根部黄腻，脉弦数。守上方加减，上方加茜草 10g、墨旱莲 10g、法半夏 10g、丹参 10g。6 剂，水煎服，日 1 剂，早晚分服。

按　风邪犯肺引发的咳嗽，在《诸病源候论》中将其称为"风咳"，位列"十咳"之首，并描述了"风咳"发作的形象"欲语因咳，言不得竟"。风咳发作多因冷空气、油烟、异味等刺激诱发，多呈干咳呛咳，咳剧而不能言，平素常见有咽干、咽痒、咽中不利等，呈慢性阵发性发作。大体言及咳嗽必绕不过"痰"，即便干咳无痰，亦有无形之痰作祟之嫌。是以祛风、化痰，乃是不避之法。该患者以风邪伏肺为主要病机，以祛风化痰为主法，查舌象表现为舌暗苔黄厚腻，为湿热夹瘀体质，初诊后风邪已大去，是以二诊在祛风化痰的基础上，加大了活血、清热的力度以调体质。

案 3

冯某，男，35 岁，2018 年 12 月 25 日。

主诉 咳嗽 5 日。患者诉 5 日前无明显诱因出现咳嗽，伴发热，最高体温 38.5℃，于"太原市某医院"抗感染治疗（具体用药不详）3 日后热退，刻下症见：咳嗽，咳黄痰，鼻塞，流黄涕，头痛，身痛，咽痛，咽干，无恶风恶寒，二便调，眠可，舌暗红苔黄厚腻，脉滑数。中医诊断：咳嗽（风热犯肺，湿热内蕴证）。治法：疏风清热，宣肺祛湿化痰。

处方 甘露消毒丹加减

广藿香 10g	肉豆蔻 10g	石菖蒲 10g	连 翘 10g
滑 石 10g	黄 芩 12g	茵 陈 10g	薄 荷 9g
通 草 5g	射 干 10g	浙贝母 10g	金银花 10g
牛蒡子 10g	荆 芥 10g	防 风 10g	桃 仁 10g
炒苦杏仁 9g	甘 草 6g	辛 夷 6g	炒苍耳子 10g
玄 参 10g	地 黄 10g	麦 冬 10g	大青叶 10g
羌 活 10g	葛 根 10g	乌 梅 10g	茜 草 10g
重 楼 10g			

4 剂，水煎服，日 1 剂，早晚分服

二诊（2019 年 1 月 3 日） 患者服药后偶有咳嗽，少量黄痰，伴咽痒、咽痛，身痛明显减轻，无鼻塞、流涕，无口干口苦，纳可，二便调，舌暗红，苔中后黄腻，脉滑数。

处方 上焦宣痹汤加减

淡豆豉 10g	郁 金 10g	枇杷叶 10g	射 干 10g
通 草 5g	浙贝母 15g	羌 活 10g	防 风 10g
葛 根 10g	金银花 15g	连 翘 10g	牛蒡子 10g
芦 根 15g	白茅根 10g	薏苡仁 15g	桃 仁 10g
黄 芩 10g	炒紫苏子 10g	前 胡 10g	炒苦杏仁 10g
紫苏叶 10g	蝉 蜕 10g	乌 梅 15g	法半夏 9g
陈 皮 10g	柴 胡 10g		

5 剂，水煎服，日 1 剂，早晚分服

按 诊病辨证，需重视舌脉的意义。该患者以咳嗽为主症，伴黄痰、黄涕、头痛、身痛，结合其舌暗红苔黄厚腻，脉滑数，一派湿热之象，方选甘露消毒丹加减以清热利湿化浊。王士雄云：甘露消毒丹为"治湿温时疫之主方"。方中以滑石、茵陈、黄芩清热利湿，广藿香、肉豆蔻、石菖蒲行气化湿，令气畅湿行。李晶教授认为运用甘露消毒丹的指征在舌象上，凡见有舌红苔黄厚者，不论病证均可加减施用，甘露消毒丹以湿热并重为特点，而清热之力胜于化湿，甘露消毒丹清湿热，随三焦分治，却重在清化中上焦，特别是上焦湿热，因方中有薄荷、连翘、射干、浙贝母故能利咽化痰，是以该方在治疗湿热咳嗽上效果卓著。患者服药后症状明显好转，舌苔中后黄腻，考虑湿热内蕴，致肺气郁闭，方选上焦宣痹汤以宣发肺气，"上焦宣痹汤"是李晶教授常用"湿热三方"中的第一方，为针对湿热轻证或上焦湿热证的起手方。辨证依据为：舌苔见黄腻，或症见以上焦头面胸膈为多者。法半夏、陈皮合用，取二陈之意，加强化痰之力，全方共奏清热宣肺，祛湿化痰之功。

案 4

林某，男，35 岁，2019 年 3 月 25 日初诊。

主诉 间断咳嗽 10 余年，加重 1 个月。10 余年前无明显诱因出现间断咳嗽，1 个月前再次咳嗽。现症见患者咳嗽，偶可咳出黄色块状痰，夜间偶有气紧，伴咽干咽痒，口干多饮，鼻痒，流清涕，大便每日 2 次，质软可成形，小便调。舌红苔少，脉沉细。中医诊断：咳嗽（风邪伏肺，上焦郁闭证）。治法：疏风宣肺止咳。

处方　桔梗甘草汤加减

桔　梗 6g	甘　草 6g	蝉　蜕 6g	薄　荷 9g
牛蒡子 10g	防　风 10g	桑　叶 10g	炒苦杏仁 9g
桑白皮 10g	鱼腥草 10g	海浮石 10g	金银花 10g
连　翘 10g	荆　芥 10g	桃　仁 10g	玄　参 10g
地　黄 15g	麦　冬 15g	白　芍 10g	乌　梅 25g
钩　藤 10g	炒紫苏子 10g	紫苏叶 10g	茜　草 10g
紫　草 10g	墨旱莲 10g	徐长卿 10g	

7 剂，水煎服，日 1 剂，早晚分服

二诊（2019 年 4 月 1 日） 药后，咳嗽较前明显减轻，咳痰减少，夜间气紧好转，鼻痒，流清涕，口干。舌暗红苔少，脉沉细。

处方　自拟麻杏紫前方加减

麻　黄 6g	炒苦杏仁 9g	紫　菀 10g	前　胡 10g
五味子 10g	紫苏叶 10g	炒紫苏子 10g	蝉　蜕 9g
地　龙 10g	牛蒡子 10g	乌　梅 20g	白　芍 10g
茯　苓 10g	桂　枝 10g	白　术 10g	甘　草 6g
防　风 10g	茜　草 10g	紫　草 10g	炙淫羊藿 10g
酒女贞子 10g	北沙参 15g	麦　冬 15g	金银花 15g
桃　仁 10g			

3 剂，水煎服，日 1 剂，早晚分服

三诊（2019 年 4 月 4 日） 药后咳嗽好转，呈阵发性干咳，咽干咽痒好转，鼻痒，流清涕，大便质稀，每日 3～4 次，舌红苔少，舌边点刺，脉沉细。

处方　上焦宣痹汤加减

淡豆豉 10g	郁　金 10g	枇杷叶 10g	射　干 10g
通　草 5g	川贝母 10g	薏苡仁 10g	炒苦杏仁 10g
紫苏叶 10g	炒紫苏子 10g	葶苈子 8g	滑　石 10g
甘　草 6g	桔　梗 6g	蝉　蜕 6g	薄　荷 9g
牛蒡子 10g	防　风 10g	桑　叶 10g	海浮石 10g
金银花 10g	荆　芥 10g	玄　参 10g	白　芍 15g
乌　梅 25g	钩　藤 10g	茜　草 10g	徐长卿 10g

紫　草 10g　　　　墨旱莲 10g

4 剂，水煎服，日 1 剂，早晚分服

按 临床上李晶教授将"茜草、紫草、墨旱莲"三草作为治疗以"风邪"为主要病机的咳嗽的基本角药，如变异性咳嗽、气道高敏感性咳嗽以及过敏性鼻炎所致的咳嗽，以兼有热象、瘀象，而无明显虚象者为最佳，尤其适用于小儿过敏性鼻炎及中青年患者，其无明显的脏腑虚损、阴阳偏颇，能够以药物调动自身机体免疫调节能力，此角药取源于国医大师干祖望先生自拟的主要运用在过敏性鼻炎治疗中的"脱敏汤"。患者间断咳嗽病程长达 10 年，苔少，有伤阴之弊，故加增液汤养阴液。陈修园在《医学从众录》中指出："痰之本，水也，原于肾。"李晶教授在临床上针对久嗽不愈难治者或年老体弱或有肾气虚衰者或见有免疫低下者，酌加温肾益气之品，最常用的药物是炙淫羊藿、酒女贞子、黄芪，三药从气、阴、阳调摄肺肾，疗效显著。

案 5

王某，男，36 岁，2019 年 10 月 10 日初诊。

主诉 咳嗽 1 个月。患者诉 1 个月前天气转凉后出现咳嗽，呈阵发性呛咳，遇冷咳剧，咳少量白痰，伴咽中异物感，口干不欲饮，偶有眼痒、鼻痒，无胸闷气短，食纳可，二便调，夜寐佳。舌红，舌中可见裂纹，苔黄腻，脉滑。查体：咽后壁可见炎性附着物。中医诊断：咳嗽（风痰蕴肺证），治法：祛风止咳，燥湿化痰。

处方 桔梗甘草汤加减

桔　梗 6g	甘　草 6g	蝉　蜕 9g	薄　荷 9g
牛蒡子 10g	防　风 10g	桑　叶 10g	炒苦杏仁 9g
桑白皮 10g	鱼腥草 10g	海浮石 10g	乌　梅 20g
白　芍 15g	桂　枝 10g	炙淫羊藿 10g	炙黄芪 10g
紫　菀 10g	前　胡 10g	百　部 10g	陈　皮 10g
桃　仁 10g	地　黄 15g		

4 剂，水煎服，日 1 剂，早晚分服

二诊（2019 年 10 月 24 日） 患者诉药后咳嗽减轻，遇风遇冷咳嗽较前缓解，咽中异物感减轻，无鼻塞喷嚏，二便可。舌淡红苔薄白，脉微滑。守上方加减，去地黄，减鱼腥草为 8g、白芍为 10g、炙淫羊藿为 8g，加金银花 15g，5 剂，水煎服，日 1 剂，早晚分服。

按 对于慢性咳嗽有鼻后滴症状的患者，望诊咽喉部多见有黏脓液样分泌物或如腐腻苔，或如小鹅卵石样散在附着伏于咽后壁者，李晶教授不问寒热必用"海浮石"，海浮石在《本草纲目》中记载："浮石……日久结成……状如水沫及钟乳石……体虚而轻。""浮石……气味咸寒，润下之用也。故入肺除上焦痰热，止咳嗽而软坚，清其上源，故又治诸淋。"海浮石，色白浮于水而不沉，与咽喉部伏于咽后壁的黏脓液极为相似，此乃取类比象之法，咽喉部的炎性附着物形似小鹅卵石样者，非一日而成，久不去亦非寻常化痰药能去，而海浮石主老痰，咸能软坚，不论从形质还是功效上都是恰如其分。

（三）哮病

案1

董某，男，34岁，2018年10月16日初诊。

主诉 咳嗽气喘半月余。患者诉半月余前因感冒后出现咳嗽，呈阵发性干咳，遇冷及闻及刺激性气味加重，夜间加重，伴喘息气紧，喉间可闻及哮鸣音，晨起有白色痰液咳出，自行口服中成药（具体药物不详），咳嗽无明显缓解。刻下症见：咳嗽，呈阵发性干咳，遇冷及闻及刺激性气味加重，喘息气紧，多汗，无恶寒发热，无鼻塞流涕，无胸痛，胃纳可，大便通畅，夜寐可。舌暗红，苔薄白，脉弦。中医诊断：哮病（冷哮），治法：宣肺散寒，化痰平喘。

处方 自拟麻杏紫前方加减

麻 黄6g	炒苦杏仁9g	紫 菀10g	前 胡10g
五味子10g	紫苏叶10g	炒紫苏子10g	蝉 蜕9g
地 龙10g	牛蒡子10g	淡豆豉10g	郁 金10g
枇杷叶10g	射 干10g	通 草5g	浙贝母10g
炙黄芪10g	炙淫羊藿10g	法半夏9g	陈 皮10g
乌 梅15g	白 术10g	白 芍12g	防 风10g
钩 藤18g	金银花15g	连 翘12g	葛 根10g

3剂，水煎服，日1剂，早晚分服

二诊（2018年10月18日） 患者诉药后咳嗽明显减轻，昨日夜间突发喘息，伴呼吸困难，无鼻塞流涕，无咽痒，晨起仍咳少量白痰。舌稍暗，苔微黄腻，脉弦。

处方 自拟麻杏紫前方加减

麻 黄6g	炒苦杏仁9g	紫 菀10g	前 胡10g
五味子10g	紫苏叶10g	炒紫苏子10g	蝉 蜕9g
地 龙10g	牛蒡子10g	薏苡仁15g	豆 蔻10g
法半夏9g	厚 朴10g	滑 石10g	通 草5g
淡竹叶6g	防 风10g	乌 梅20g	木蝴蝶10g
全 蝎6g	徐长卿10g	茜 草10g	墨旱莲10g

4剂，水煎服，日1剂，早晚分服

按 哮病以伏痰为凤根，外邪引动发作，患者因外感后引发哮喘宿疾，处方以化痰、散寒、解痉、平喘，入上焦宣痹汤解除上焦湿热郁闭，以黄芪、淫羊藿扶助正气，现代药理证实，黄芪、淫羊藿的提取物能有效促进免疫调节，纠正免疫低下。初诊3剂见效，喘息咳嗽明显缓解，舌象由初诊的舌暗红苔薄白转为舌稍暗苔微黄腻，是以寒象已去，机体感染后的湿热本象（苔微黄腻）显现，是以去上焦宣痹汤，施以分消三焦湿热的三仁汤，邪去则正安。

案2

杜某，男，3岁。2020年11月16日初诊。

主诉　间断呼吸气促、喉中哮鸣 1 月余。现病史：患者 1 月余前受凉后出现呼吸气促，喉中哮鸣声，伴咳嗽咳痰，痰黄白相间，鼻塞，流黄涕，自行口服"雪梨膏""通宣理肺丸"后未见明显好转。刻下症见：呼吸气促间断发作，运动及受凉后明显，可闻及喉中哮鸣声，咳嗽有痰，痰黄白相间，流清涕，多汗，无喷嚏，无咽痛，纳差，二便调。舌红，苔黄厚腻。体格检查：双肺可闻及明显哮鸣音。辨病：哮病（寒包热哮证）。治法：解表散寒，清化痰热。

处方　自拟柴前紫杏汤加减

柴　胡 5g	前　胡 5g	紫　菀 5g	炒苦杏仁 4g
桔　梗 2g	麸炒枳壳 5g	甘　草 2g	金银花 8g
连　翘 6g	玄　参 5g	苍　术 4g	厚　朴 4g
淡竹叶 5g	荆　芥 5g	防　风 5g	乌　梅 10g
陈　皮 5g	百　部 5g	黄　芩 6g	鱼腥草 5g
板蓝根 8g	白茅根 5g	芦　根 5g	辛　夷 5g

5 剂，水煎服，日 1 剂，早晚分服

二诊（2020 年 11 月 23 日）　患者服药后症状明显改善，无明显呼吸气促及喉中哮鸣，咳嗽减轻，痰量减少，咽痒，无咽痛，多汗，大便日 1 次可成形，纳可。舌淡红，苔微黄腻。守上方加减，改麸炒枳壳为 6g、百部 3g、黄芩 5g，5 剂，水煎服，日 1 剂，早晚分服。

按　小儿为纯阳之体，阳常有余，阴常不足，感受外邪，肺气郁闭，易郁而化热，其舌象可表明该患儿有痰热内郁。柴胡与前胡皆味苦，性微寒，均有疏散风热之功效，二者相须为用，适用于寒热错杂之证，兼有咳逆上气、胸闷者。前胡味辛，主入肺经，降逆下气祛痰；柴胡主入肝胆经，升发肝经阳气，可疏泄半表半里之邪，用治少阳证，二者合用，共奏疏散风热，降气化痰之功。适用于治疗寒热错杂之证，兼有咳逆上气、胸闷者。

（四）喘证

案 1

张某，男，75 岁，2018 年 6 月 28 日初诊。

主诉　咳嗽气喘 1 个月。患者诉 1 个月前因受凉后出现咳嗽，咳大量白痰，质稀，伴有气喘，活动后加重，休息可缓解，口干，夜尿频多，3～4 次/夜。舌淡暗苔白，舌下脉络迂曲，脉沉细。既往行"右肺上叶切除术"（具体术式不详）。中医诊断：喘证（寒痰郁肺，肺肾两虚证）。治法：补益肺肾，温阳化痰，宣肺定喘。

处方　射干麻黄汤加减

射　干 10g	蜜麻黄 6g	法半夏 9g	陈　皮 10g
前　胡 10g	白　前 10g	黄　芩 10g	丹　参 10g
郁　金 10g	桃　仁 10g	杏　仁 9g	桔　梗 6g
枳　壳 20g	紫　菀 10g	柴　胡 10g	淫羊藿 10g
女贞子 10g	枇杷叶 10g	重　楼 10g	桑白皮 10g
荆　芥 10g	防　风 10g	茯　苓 10g	川　芎 10g

甘　草6g　　　　瓜　蒌20g　　　　玄　参10g　　　　地　黄15g

麦　冬15g　　　　泽　泻10g

7剂，水煎服，日1剂，早晚分服

二诊（2018年7月10日） 患者诉服上方后诸症好转，咳嗽减轻，痰量减少，夜尿频多，3~4次/夜，大便可。舌淡暗，苔白腻，脉沉。上方去重楼，继服7剂，患者咳嗽止，喘促平。

按 本案患者既往行右肺切除术，肺脏受损，肺气本虚，肺失宣降，故见咳喘；肺与肾，金水相生，肺虚日久必累及肾气，加之该患者为老年男性，《黄帝内经》云："七八，肝气衰，筋不能动，天癸竭，精少，肾脏衰，形体皆极；八八，则齿发去。"肾气虚弱，气化失司，故见夜尿频多。处方以射干麻黄汤温肺化饮，下气祛痰，改麻黄为蜜麻黄，增强宣肺平喘止咳之力，同时加以郁金、杏仁、桔梗、枳壳加强宣肺之功；另外，治肺不忘补肾，达到金水相生，以淫羊藿、女贞子补益肾气。全方共奏宣肺定喘，补肺益肾之功。

案2

谷某，女，31岁。2018年10月22日初诊。

主诉 呼吸气促3日，伴发热1日。患者诉3日前不慎受凉后出现呼吸气促，于当地诊所输注"注射用甲泼尼龙"后未见明显好转，1日前出现发热，体温39.2℃，刻下症见：呼吸气促，夜间加重，有哮鸣音，发热，目前体温38.5℃，鼻塞流涕，色黄质稠，鼻痒，咳嗽有痰，不易咳出，咳甚时有恶心感，无呕吐，不欲饮食，夜眠差，大便偏干，2~3日1行。地图舌，舌红苔薄白，脉滑数。辨病：喘证。辨证：肺气郁闭、痰热互结证。治则：宣肺定喘，清热化痰。

处方　上焦宣痹汤加减

淡豆豉4g　　　　郁　金4g　　　　枇杷叶6g　　　　射　干4g

通　草3g　　　　浙贝母4g　　　　金银花8g　　　　连　翘8g

牛蒡子8g　　　　薄　荷4g　　　　淡竹叶5g　　　　乌　梅10g

防　风8g　　　　桂　枝8g　　　　钩　藤10g　　　　白　芍8g

白　术8g　　　　荆　芥8g　　　　羌　活8g　　　　黄　芩8g

辛　夷4g（包煎）紫苏子8g　　　　紫苏叶8g　　　　芦　根8g

白茅根8g　　　　紫　菀8g　　　　前　胡8g　　　　柴　胡10g

法半夏8g　　　　苦杏仁5g

3剂，水煎服，日1剂，早晚分服

二诊（2018年10月25日） 患者诉服药后诸症减轻，呼吸急促未发作，鼻塞流黄涕，咳嗽稍减，仍有痰，不易咳出，咽痒，口干，二便调，示上方收效，患者肺气得宣，喘促自除，然鼻窍未通，咳嗽未止，调整方药为宣肺通窍，止咳化痰。

处方　上焦宣痹汤加减

淡豆豉4g　　　　郁　金4g　　　　枇杷叶6g　　　　射　干4g

通　草3g　　　　浙贝母4g　　　　辛　夷4g（包煎）苍耳子6g

黄　芩6g　　　　苦杏仁4g　　　　紫　菀8g　　　　前　胡8g

蝉 蜕 5g	地 龙 5g	鱼腥草 5g	白 芷 5g
川 芎 5g	紫苏叶 5g	紫苏子 5g	芦 根 8g
白茅根 8g	茜 草 5g	防 风 10g	乌 梅 10g
北沙参 10g	麦 冬 10g	桑 叶 5g	

4剂，水煎服，日1剂，早晚分服

按 本病基本病机为肺气失宣。李晶教授常选用上焦宣痹汤为基本处方，加辛凉透表、清热解毒之银翘散，助恢复肺气之宣降。详询病史，患者诉每冬春之季易发喘证，故佐以乌梅-防风药对以改善气道高敏感状态，体现了"微观辨证"的理念，上方合用化痰定喘之品，喘证自除。患者二诊以鼻塞、咳嗽为主症，故李晶教授在上焦宣痹汤的基础上加用苍耳子散，以疏风止痛，通利鼻窍，苍耳子散见于宋代严用和之《济生方》，方中苍耳子祛风散寒，宣通鼻窍；辛夷、白芷辛香升散，祛风通窍；薄荷疏散风热，行气利咽，气道畅通则咳喘好其大半，对于风盛所致的感冒、咳嗽、气喘患者，不论寒热皆可施用。全方合用，使得鼻窍通，肺气宣，诸症自平。

案 3

朱某，女，58岁。2020年11月30日初诊。

主诉 反复发作气促、呼吸困难3年，再发2周。患者诉3年前无明显诱因出现咳嗽，迁延不愈，咳甚时气促，伴呼吸困难，于当地医院诊断为"支气管哮喘"，每吸入冷空气时易发作，2周前，患者不慎感受风寒后上症再发，遂就诊。刻下症见：气促，呼吸困难，每吸入冷空气时易发作，咳嗽，少量黄痰，口苦口干，口腔溃疡，双下肢疼痛、乏力，怕冷，二便调。舌淡，苔薄黄，脉滑。中医诊断：喘证（肺气郁闭，痰气交阻证）。治法：降气化痰，宣肺定喘。

处方 自拟柴前紫杏汤加减

柴 胡 10g	前 胡 10g	紫 菀 10g	苦杏仁 9g
紫苏子 10g	紫苏叶 10g	蝉 蜕 10g	地 龙 10g
牛蒡子 10g	五味子 10g	桔 梗 6g	枳 壳 15g
甘 草 6g	白 前 10g	北沙参 15g	麦 冬 15g
黄 芩 10g	金银花 15g	连 翘 10g	瓜 蒌 10g
法半夏 9g	陈 皮 10g	射 干 10g	荆 芥 10g
防 风 10g	乌 梅 20g	玄 参 10g	辛 夷 10g（包煎）

7剂，水煎服，日1剂，早晚分服

按 风寒之邪侵袭肺卫，肺卫不固，腠理开合失常，毛窍闭塞，肺气不宣，发为喘证，治宜降气化痰，宣肺定喘。肺之宣发和肃降在生理上相辅相成，病理上相互影响，故方选苦杏仁、紫菀、前胡降气止咳平喘，苏子、苏叶同用宣发肺气，宣肺和降肺并举。肺与肾，金水相生，肾阳对肺中阳气有促进作用，保障肺的功能正常发挥；肺主一身之气，对肾亦有辅助作用，故加用五味子敛肺滋肾。痰随气而升降，气壅则痰滞，气顺则痰消，故加用宽胸利膈、调理气机之柴胡、桔梗，诸药合用，宣降同调，理气化痰并举。

（五）鼻鼽

案 1

张某，女，49 岁。2020 年 9 月 21 日初诊。

主诉　鼻流清涕 1 个月。患者自诉 1 个月前无明显诱因出现鼻流清涕，量多，打喷嚏，咳嗽，受凉则加重，无鼻塞，纳可，夜寐差，二便调。舌红尖芒刺，苔薄白，脉浮。患者既往有"支气管哮喘"病史，曾使用"布地奈德吸入剂"控制症状。中医诊断：鼻鼽（寒热错杂证）。治法：轻宣肺热，温阳散寒。

处方　桔梗甘草汤加减

桔　梗 6g	甘　草 6g	蝉　蜕 9g	薄　荷 9g
牛蒡子 10g	防　风 10g	桑　叶 10g	炒苦杏仁 9g
淡豆豉 10g	栀　子 10g	郁　金 10g	通　草 5g
射　干 10g	枇杷叶 10g	浙贝母 15g	海浮石 10g
鱼腥草 10g	黄　芪 15g	白　术 10g	乌　梅 20g
茜　草 10g	辛　夷 10g（包煎）	黄　芩 10g	炙淫羊藿 12g
炒苍耳子 10g（包煎）			

7 剂，水煎服，日 1 剂，早晚分服

按　鼻鼽一病，主要由脏腑虚损、卫表不固所致，详询病史，结合其受凉后加重，考虑风邪犯肺，肺气郁闭所致，方选上焦宣痹汤合玉屏风散加减。该患者病程已 1 月余，既可见受凉后加重之寒象，又有舌红尖芒刺之热象，寒热之象错杂，故立法处方当以寒温并用，方中以薄荷、牛蒡子、桑叶等寒凉之品轻宣肺热，稍佐炙淫羊藿以温肾助阳，全方寒温并用，肺肾同调，金水相生，使诸症自除。

案 2

邓某，男，41 岁，2020 年 1 月 16 日初诊。

主诉　反复鼻塞流涕 10 余年。患者诉反复鼻塞流清涕 10 余年，遇冷则发，伴鼻痒，打喷嚏，白天尤甚，偶有咳嗽，食凉则腹泻，手足冰冷，纳可，眠差，入睡困难，多梦易醒，二便调。舌质红，苔薄黄，脉沉细。中医诊断：鼻鼽（肺肾两虚证）。治法：补肺益肾，宣通鼻窍。

处方　苍耳子散加减

苍耳子 10g（包煎）	白　芷 10g	野菊花 10g	川　芎 10g
升　麻 5g	北柴胡 10g	酒黄精 10g	淫羊藿 10g
女贞子 10g	黄　芪 12g	桂　枝 10g	白　芍 10g
玄　参 10g	牛蒡子 10g	紫苏子 10g	荆芥穗 10g（后下）
麻　黄 6g	苦杏仁 10g	细　辛 3g	当　归 10g
茜　草 10g	鸡血藤 15g	墨旱莲 10g	徐长卿 10g（后下）
乌　梅 30g	防　风 10g	羌　活 10g	辛　夷 10g（包煎）

小通草 5g

3 剂，200ml 水煎服，日 1 剂，早晚分服

二诊（2020 年 1 月 18 日） 服药后鼻塞流涕、鼻痒较前改善，现仍偶有鼻塞流清涕，打喷嚏，早晨明显，偶有咳嗽，手足冰冷，纳可，睡眠差，入睡困难，多梦易醒，二便调。舌质红，苔薄，脉沉细。

处方 自拟麻杏紫前方加减

麻 黄 6g	苦杏仁 9g	紫 菀 10g	前 胡 10g
醋五味子 10g	紫苏叶 10g	紫苏子 10g	蝉 蜕 9g
地 龙 10g	牛蒡子 10g	茜 草 10g	墨旱莲 10g
生地黄 15g	麦 冬 15g	淫羊藿 10g	黄 芪 15g
辛 夷 9g（包煎）	苍耳子 10g	桂 枝 10g	细 辛 3g
乌 梅 30g	防 风 10g	黄 芩 10g	北柴胡 10g
法半夏 10g	陈 皮 10g	白 芷 10g	川 芎 10g
野菊花 10g	白 芍 10g		

7 剂，水煎服，日 1 剂，早晚分服

按 《景岳全书·卷二十七》指出："凡由风寒而鼻塞者，以寒闭腠理，则经络壅塞而多齆嚏，此证多在太阳经，宜用辛散解表自愈，如川芎散、神愈散，及麻黄、紫苏、荆芥、葱白之类，皆可择用。"风邪犯表，易从口鼻而入，侵犯鼻窍，致络脉不通，气血痹络，则鼻窍失于通畅和濡养而发病，故患者遇冷则鼻塞流清涕，鼻痒，喷嚏。肺系疾病反复发作，久病及肾，李晶教授常在治肺时兼顾补肾，金水相生，维持肺肾正常生理功能，常用补肾之品有女贞子、黄精、淫羊藿等。二诊时鼻塞流涕、鼻痒较前减轻，去羌活、荆芥、牛蒡子等疏散风邪之品，加入紫菀、前胡、醋五味子以降气敛肺止咳，与麻黄、苦杏仁相配，宣中有降，降中寓升，升降同调，恢复肺之宣肃功能。

案 3

席某，男，28 岁，2021 年 3 月 21 日初诊。

主诉 反复鼻流清涕半年余。患者半年余前出现鼻流清涕，遇风则加重，伴鼻塞，咽痛，偶有汗出，无口干口苦，二便调，胃纳可，夜眠一般。舌质偏红，苔薄黄，脉沉弦。既往有"过敏性鼻炎"10 余年。中医诊断：鼻鼽（寒热错杂证）。治法：清热散寒，通窍止涕。

处方 自拟麻杏紫前方加减

麻 黄 6g（先煎）	炒苦杏仁 9g	紫 菀 10g	前 胡 10g
醋五味子 10g	紫苏叶 10g	炒紫苏子 10g	蝉 蜕 9g
地 龙 10g	炒牛蒡子 10g	辛 夷 10g（包煎）	炒苍耳子 10g
野菊花 10g	党 参 10g	茯 苓 10g	白 术 15g
薏苡仁 15g	山 药 15g	炒白扁豆 10g	陈 皮 10g
淫羊藿 10g	黄 芪 15g	乌 梅 20g	防 风 10g
白 芍 10g	徐长卿 10g（后下）	茜 草 10g	荆芥穗 10g

葛　根 10g　　　　羌　活 10g

7 剂，水煎服，日 1 剂，早晚分服

嘱：调节情志，清淡饮食，忌海鲜发物、辛辣油腻，注意休息，慎避风寒，不适随诊。

二诊（2020 年 3 月 28 日）　服药后诸症改善，现鼻流清涕较前减轻，仍有鼻塞，夜间加重，食纳可，夜眠一般，二便调。舌质偏红，苔薄，脉沉弦细。

处方　自拟麻杏紫前方加减

麻　黄 6g（先煎）	苦杏仁 9g	紫　菀 10g	前　胡 10g
五味子 10g	紫苏叶 10g	紫苏子 10g	蝉　蜕 9g
地　龙 10g	牛蒡子 10g	辛　夷 10g（包煎）	苍耳子 10g
野菊花 10g	太子参 15g	茯　苓 10g	白　术 15g
薏苡仁 15g	女贞子 10g	白扁豆 10g	陈　皮 10g
淫羊藿 12g	黄　芪 20g	乌　梅 20g	防　风 10g
白　芍 10g	徐长卿 10g（后下）	茜　草 10g	荆芥穗 10g
葛　根 10g	羌　活 10g		

7 剂，水煎服，日 1 剂，早晚分服

按　《诸病源候论》列出"鼻涕候"指出："肺气通于鼻，其脏有冷，冷随气入乘于鼻，故使津涕不能自收。"《素问·太阴阳明论》亦云："伤于风者，上先受之。"外风最易侵犯上焦，而伏于肺络。风性"善行而数变"，"风盛则挛急"，风的这些特性都会使患者对冷空气、刺激性气味等过敏因素异常敏感，方中防风、荆芥穗、羌活祛风散邪，加乌梅、茜草又有脱敏之效；辛夷、苍耳子疏散风邪、宣通鼻窍；麻黄与苦杏仁相配，一宣一降，宣降同调，恢复肺之宣肃功能；久病迁延，加入蝉蜕、地龙以剔除络脉之邪；方中合以参苓白术散以顾护胃气，有培土生金之意。二诊时诸症皆有改善，原方中加女贞子，增大淫羊藿、黄芪剂量兼顾肾气。宣降同调，培土生金，金水相生，诸症得解。

（六）咽痹

案 1

宋某，男，48 岁。2020 年 7 月 23 日初诊。

主诉　咽痛、咽干 4 个月。患者诉 4 个月前无明显诱因出现咽痛，咽干口干，自觉鼻内分泌物可倒流至咽部，无喑哑、咳嗽，无口苦，平素怕冷，精神欠佳，胃纳可，大便溏结不调，小便可，夜寐欠佳，自行口服"米氮平片"、"氯硝西泮片"助眠。舌淡胖，苔白，中后微黄。中医诊断：咽痹（肺气郁闭证）。治法：宣肺利咽。

处方　桔梗甘草汤加减

桔　梗 6g	甘　草 6g	蝉　蜕 6g	薄　荷 9g
牛蒡子 10g	防　风 10g	桑　叶 10g	炒苦杏仁 9g
海浮石 10g	桑白皮 10g	鱼腥草 10g	辛　夷 10g
炒苍耳子 10g	乌　梅 15g	金银花 10g	连　翘 10g
荆　芥 10g	茜　草 10g	黄　芪 10g	炙淫羊藿 10g

7 剂，水煎服，日 1 剂，早晚分服

按 该患者以"咽干、咽痛"为主要症状，辨病为中医之咽痹，属肺系疾病。李晶教授在长期临床实践中体会到咽痹一病的病因可统分为两大类，一类为肺源性，如肺宣降功能失调导致的鼻内分泌物倒流等刺激所致，另一类为胃源性，如胃失和降导致的胃内容物反流等刺激所致。针对咽源性刺激导致的咽痹，无论是否伴有咽源性咳嗽，李晶教授常用自拟桔梗甘草汤治疗，方中桔梗宣肺利咽，甘草止咳化痰，二者共为君药，蝉蜕、薄荷利咽开音，佐以宣散肺气之品，全方合用，肺的生理功能得以恢复，肺气得宣，咽痹自除。

案 2

彭某，男，45 岁。2020 年 9 月 12 日初诊。

主诉 咽部不适 1 月余。患者诉 1 月余前无明显诱因出现咽部不适，有异物感、疼痛感及干涩感，不影响进食及饮水，无声嘶，口干欲饮，偶有嗳气，纳差，夜眠一般，二便调。舌红，苔根部微黄腻，脉沉弦细。患者既往行声带手术。中医诊断：咽痹（痰气交阻，瘀血内停证）。治法：理气化痰，活血化瘀，宣肺通窍。

处方 半夏厚朴汤加减

法半夏 9g	姜厚朴 10g	紫苏梗 10g	茯 苓 10g
西青果 10g	马 勃 5g	醋香附 10g	川 芎 12g
栀 子 10g	炒六神曲 10g	麸炒苍术 8g	茜 草 10g
乌 梅 10g	辛 夷 10g	徐长卿 10g	炒牛蒡子 10g
玄 参 10g	荆芥穗 10g	燀苦杏仁 6g	豆 蔻 5g
桔 梗 5g	陈 皮 5g		

7 剂，水煎服，日 1 剂，早晚分服

按 咽喉部上连鼻窍，内属肺系，其气机调节有赖于肝之疏泄，咽喉部疾患在治疗时不可一味见咳止咳，见痰化痰，需仔细思考发病的病因病机，辨证论治，治病求本。肺主气司呼吸，因此李晶教授在治疗肺系疾病时特别重视气机的运行，本患者证属痰气交阻，故选用半夏厚朴汤行气散结、降逆化痰，越鞠丸解六郁，疏利气机；本案患者既往有声带手术史，手术损伤血络，离经之血则为瘀，故佐以茜草以活血化瘀；全方行气化痰，活血化瘀，宣通鼻窍，滋阴润燥，共奏宣肺利咽之功。

第二节 脾胃系病证

一、治脾胃八法

脾胃为后天之本，气血生化之源，脾主运化，胃主受纳腐熟，共同完成对水谷精微的运化及输布，以滋养全身。脾胃生理功能正常，才能消化吸收水谷，充养机体，成为生命活动的基础动力，脾胃运化失司，则水谷精微不能化生气血津液，生命活动难以维系，李东垣在《脾胃论》中曰："内伤脾胃，百病由生。"又曰："善治病者，惟在调和脾胃。"

故调和脾胃对于疾病治疗有重要意义。

在临床中根据脾胃病的性质和特点把脾胃病的病因病机归纳为"脾胃气虚、胃阴不足、肝胃不和"三大主证和"湿、滞、寒、瘀"四大兼证，并由此确立了"升、降、通、补、敛、化、寒、热"的治疗八法，为脾胃病的治疗总结出了明确有效的路径。

（一）升清降浊

《临证指南医案》曰："脾宜升则健，胃宜降则和。"脾胃为人体气机升降出入、水液代谢之中枢，脾胃升降失司则气机不畅、运化失常，化生为百病。

（1）升法　升清重在向上布散水谷之精微，化生之气血；升阳重在升提陷于下焦之清阳之气；升举重在升提中气下陷之脏腑。在临床上常用补中益气汤进行加减治疗，方中重用黄芪，补中益气，升清固表；人参、炙甘草、白术健脾益气，升阳补中，与黄芪合用增强补中益气之效；当归养血和营，协助人参、黄芪补气养血；陈皮理气和胃，使诸药补而不滞；小剂量柴胡、升麻升举下陷之脏器；全方共奏升清、升阳、升举之效力。若水谷精微不升甚者，加桔梗、淡豆豉以升提清气，并加消食之鸡内金促进水谷精微转化；若清阳不升甚者，加附子、乌药升阳温中；若脏腑下垂甚者，加乌梅、五味子升提敛气；除此之外，升法主张用药轻灵，多选用清轻上升之品，如花叶类中药。

（2）降法　降胃气重在和胃降逆以恢复胃之通降功能，在治疗中常用旋覆代赭汤加刀豆、柿蒂降逆止呕，同时根据气滞的程度选择不同的药物。例如，降气用枳壳、紫苏子；破气用枳实；反酸者，加鹅管石取类比象，顾护食管；疏肝气重在疏肝和胃以达到肝胃同调之意，常用四逆散合左金丸加减；化火者，加川楝子泻肝火；降肺气重在肺与大肠相表里，肺气降则肠气亦降，以达肺肠同治之效，常用杏仁、紫苏子、紫菀来降气止咳，润肠通便。降法主张用药沉降，多选用重着下沉之品，如种子、壳类中药，亦可用矿石类。

升降之法对立又统一，升中有降、降中有升是为恢复脾胃正常生理功能的关键所在。因此，在临床用药时要在以升发为主的方药中稍稍予之降药，在以降法为主的方药中稍稍予之升药，以达"以升促降、以降促升"之目的。

（二）通达补中

《素问·举痛论》曰："寒气入经而稽迟……客于脉中则气不通，故卒然而痛。"又曰："脉泣而血虚，血虚则痛。"此处指出"不通则痛"和"不荣则痛"的基本病机，胃肠之病以通为顺，"通降"则邪去病自安；脾病以运补为要，补则正气存内，邪不可干，运则达至四方，邪无所聚。

（1）通法　①通上重在宣表达邪以恢复肺脾之生理功能，外邪侵袭直犯肺脾，应从上焦祛邪外出，不宜通下之品引邪入里，以防传变，常用上焦宣痹汤合枳术丸解表发汗，宣通肺脾。②通中重在消食散结以恢复中焦脾胃运化之功能，常用焦山楂、焦神曲、焦莱菔子消食化滞；若胀满甚者，加枳实、厚朴理气散结；若疼痛甚者，加延胡索、莪术理气活血止痛。③通下即通腑之法，重在导滞祛浊以恢复胃肠传导之功能，常用"通便四仁"

即火麻仁、桃仁、郁李仁、杏仁润肠通便，若热秘者，加调胃承气汤；若冷秘者，加补骨脂、益智仁温阳通便。

（2）补法　补气重在补脾胃之气以恢复脾胃升降、运化功能，常用香砂六君子汤或香砂平胃散加减；养血重在养心脾之血，以恢复心脾生血、行血之功能，常用当归补血汤益气养血；滋阴重在濡润脾胃之阴以恢复"脾运化"和"胃通降"之生理功能，常用慎柔养真汤加黄芪、女贞子治疗脾阴虚诸证，若兼伏火者，加升麻、葛根、石膏火郁发之，用沙参麦冬汤滋阴益胃；兼火旺者，加石膏、知母清泻胃火。由于养阳之法与温法有异曲同工之妙，遂在温法中详细介绍振奋阳气之法。

通补之法虽法异而殊途同归，二者皆意在恢复人体以平为期的生理状态。在临床用药时要在以通法为主的方药中稍稍予之补药，以补充过用通药造成的津气耗散；在以补法为主的方药中稍稍予之通药，以疏通过用补药造成的滋腻壅滞。

（三）敛化相因

《本草纲目》曰："脱则散而不收，故用酸涩温平之药，以敛其耗散。"《饮片新参》认为化法有"化湿、化痰"之效，《血证论》认为化法有"化瘀"之效，敛化之法亦可称之为敛散之法，敛法收敛固涩以防滑脱之危象，化法消散有形之湿、痰、瘀，浊邪化而病自消。

（1）敛法　止泻重在收敛胃肠脱陷之气以恢复胃肠之正常传导功能，在治疗中常用乌梅、五味子、补骨脂、益智仁涩肠止泻，温中健脾；止血重在收敛食管胃肠道黏膜溃疡以及肠息肉导致的消化道出血，敛疮重在收敛口腔食管胃肠道黏膜溃疡面，二者皆以恢复胃肠道正常的腐熟受纳功能为目的，出血是胃肠道黏膜溃疡的必然结果，因此多采取联合用药之法，常用角药山药、白及、三七粉止血护膜敛疮，疗效明显；若疼痛甚者，可加瓦楞子、海螵蛸制酸护膜止痛。

（2）化法　化湿之法在此处是指通过化湿、燥湿、渗湿、利湿四法消除由脾胃运化失常引起的湿邪泛滥之证以恢复脾胃正常的运化传导功能，临床上用参苓白术散健脾化湿止泻，乌梅配防风为常用止泻药对，乌梅敛气，防风升清，二者配伍，一收一升，复清气于脾胃；化痰重在行散积聚在胃肠道之痰饮以恢复胃肠道之正常通降功能，常用二陈平胃散加瓜蒌燥湿祛痰化饮，若便下有黏液者，加经验对药地榆、石菖蒲（小剂量）涩肠除液。除此之外，若痰气郁结于咽部，则用半夏厚朴汤加减；散瘀重在消散胃肠道血络郁滞或胃肠道黏膜出现化生病变以恢复胃肠道正常生理功能，常用延胡索、莪术行气活血散瘀。若有慢性萎缩性胃炎伴肠上皮化生者，加白花蛇舌草、仙鹤草、百合以阻止，甚则逆转其进程。

敛化之法多用于虚实夹杂且互为因果之证，敛化之法一收一散，既散浊邪于无形，又收精华于体内，以达正气不失，邪气已除之目的。在临床用药时要在以敛法为主的方药中稍稍予之化药，以祛实邪而断其致病因素；在以化法为主的方药中稍稍予之敛药，以摄气血津液各行其道，防止其继化为病理产物。

（四）寒热并用

《素问·至真要大论》曰"寒者热之，热者寒之"，"诸寒之而热者取之阴，热之而寒者取其阳，所谓求其属也"，运用寒温之法前应辨清真假虚实，首先要辨清真假即分清真寒假热之实寒证、真热假寒之实热证，此为关键一步，寒热不清，药如"砒霜"，病必不除反重之；其次，要辨清虚实即分清实热、虚热、实寒、虚寒，只有辨清寒温，方能药到病除。

（1）寒法　①清实热分为清肝火、清胃火、清肠热，若肝火犯胃者，常用化肝煎清肝和胃，以恢复肝胃之疏泄通降功能；若胃火炽盛者，用清胃散合玉女煎清胃泻火；若肠道热盛津亏者，用增液承气汤"增水行舟"；若肠道湿热者，加三仁汤清热祛湿。②清虚热分为清胃阴、脾阴、肝阴之火，若胃阴虚火旺，用玉女煎合益胃汤滋阴降火；若脾阴虚火旺，用慎柔养真汤加肉桂、醋龟甲引火下行；若肝阴虚火旺，用一贯煎滋阴疏肝。

（2）热法　温里重在温通脏腑实寒以恢复肝脾胃疏泄运化功能，常用良附丸加干姜、乌药温中散寒，偏肝寒甚者，加小茴香、吴茱萸暖肝散寒；补阳重在温补脏腑阳虚以恢复脾胃肾运化腐熟功能，我常用黄芪建中汤温中补阳，如脾胃虚寒甚者，加丁香、肉桂；若脾肾阳虚者，合四神丸温肾止泻。

寒热之法意在调和阴阳偏盛偏衰，脾胃久病之人多具有寒热错杂之特性，或发于外、或藏于内，因此，用药时无论有无寒、热之征兆，皆投之，以期平和阴阳。若有明显寒热征象者，要在以寒法为主的方药中稍稍予之热药，以达"从阳引阴"之功；在以热法为主的方药中稍稍予之寒药，以达"从阴引阳"之效。

二、医案精选

（一）痞满

案1

卜某，女，64岁，2019年3月18日初诊。

主诉　反复胃脘部胀满不适10余年，加重3日。患者于10年前无明显诱因出现胃脘部胀满，经当地门诊治疗（具体不详），效果不佳，3日前症状加重，为彻底诊治，遂来就诊。现症见：患者胃脘部胀满，伴反酸，无烧心，呃逆，感胃痛，口干，进食后欲大便，食冷则加重，晨起腹泻，泻后则舒，大便日2次，便质稀，平素口疮反复发作，纳可，眠可，小便调。舌暗红苔黄微腻，边有剥落，脉弦细。辅助检查：胃镜示浅表性胃炎伴点状出血。中医诊断：痞满（胃阴亏虚证）。治法：滋养胃阴，消痞除胀。

处方　太子参乌梅汤合慎柔养真汤加减

太子参10g	乌　梅20g	山　楂10g	蒲公英20g
炒白术10g	炒白芍12g	茯　苓10g	山　药15g
莲　子10g	麦　冬15g	五味子10g	炙甘草10g
醋龟甲10g	酒女贞子10g	黄　连6g	防　风10g
北沙参15g	麸炒枳壳15g	六神曲10g	炒麦芽15g
旋覆花10g	代赭石10g（先煎）	栀　子10g	石　斛10g
盐补骨脂15g	益智仁10g		

3 剂，水煎服，日 1 剂，早晚分服

二诊（2019 年 3 月 21 日）　患者服药后胃脘部胀满减轻，午后呃逆有所好转，口干减轻，大便较前成形，口疮症状已无。舌淡红苔微黄腻，脉弦细。守上方加减，上方加陈皮 10g。4 剂，水煎服，日 1 剂，早晚分服。

三诊（2019 年 3 月 25 日）　患者诉空腹服药后胃脘疼痛，现呃逆减轻，腹胀反酸减轻，舌淡红苔微黄，脉弦。守上方加减，上方减莲子、五味子、醋龟甲、酒女贞子、防风、盐补骨脂、益智仁，加三七 5g、青皮 10g、浙贝母 15g、龙胆 5g、炒谷芽 20g、醋延胡索 10g。10 剂，服法同前。

按　《景岳全书·杂病谟·痞满》指出："痞者，痞塞不开之谓；满者，胀满不行之谓。盖满则近胀，而痞则不必胀也。"脾主升清、胃主降浊，调节人体一身上下之气机的运转。脾升胃降正常，上下气机运行则通畅，反之气机便会郁积，就会出现痞满不适的表现。慎柔养真汤出自明代胡慎柔所著《慎柔五书》，主治脾阴虚"损病六脉俱数，声嘶，口中生疮，昼夜发热无间"。该患者年老病程长，脾胃虚弱，气阴两伤，阴火旺盛为主要病机，故李晶教授选用慎柔养真汤益气养阴作为基础方加减。方中茯苓、山楂、六神曲、炒麦芽、炒枳壳健脾行气和胃，醋龟甲、酒女贞子、北沙参、乌梅、石斛增强滋阴功效，黄连、蒲公英、栀子清热，旋覆花、代赭石降逆止呃。全方升降并调，散收相合，润燥相宜，寒热并用。二诊患者症状缓解，加入陈皮燥湿。三诊患者胃痛明显，结合胃镜结果，李晶教授认为阴火旺盛动血，故加入三七、浙贝母护膜止血活血，青皮、龙胆、炒谷芽、醋延胡索清热行气，以此达到疾病痊愈。

案 2

成某，女，44 岁，2020 年 5 月 11 日初诊。

主诉　胃脘部胀满 1 年余。患者诉 1 年前因生气后出现胃脘部胀满不适，时轻时重，未予治疗。现症见：患者胃脘部胀满不适，情绪不畅后加重，平素饮食不规律，伴反酸、嗳气、烧心，无口干、口苦，纳差，眠可，大便偏干，2～3 日 1 行，小便调，舌淡红，有齿痕，苔薄白，脉沉弦。辅助检查：2019 年 9 月 20 日某医院胃镜示慢性萎缩性胃炎，胆汁反流。中医诊断：痞满（肝郁脾虚证）。治法：疏肝理气，健脾消胀。

处方　四逆散加味合六君子汤加减

柴　胡 10g	麸炒枳壳 15g	白　芍 15g	甘　草 6g
紫苏梗 10g	佛　手 10g	郁　金 10g	鸡内金 10g
太子参 10g	白　术 10g	茯　苓 10g	陈　皮 10g
法半夏 9g	山　药 25g	黄　芪 10g	白花蛇舌草 15g
白　及 15g	瓜　蒌 12g	莪　术 10g	乌　梅 15g
山　楂 15g	蒲公英 10g	三　七 5g（冲服）	干　姜 6g
广藿香 5g	麦　芽 30g		

7 付，水煎服，日 1 剂，早晚分服

二诊（2020 年 5 月 21 日）　患者诉服药后仍感胃脘部胀满不适，进食后加重，胃脘部灼热。胃脘部有饥饿痛，进食后可缓解。胃脘部怕冷，食冷后则痛。口中有异味，无口苦、口干，无嗳气，大便偏干，2 日 1 行。舌淡红，有齿痕，苔薄白，脉沉。

处方 六君子汤加减

太子参 15g	茯 苓 10g	陈 皮 10g	法半夏 9g
甘 草 6g	麸炒白术 15g	白 芍 15g	山 药 30g
紫苏梗 10g	佛 手 10g	鸡内金 10g	黄 芪 10g
白花蛇舌草 10g	白 及 15g	瓜 蒌 15g	莪 术 15g
乌 梅 15g	山 楂 15g	蒲公英 15g	三 七 5g（冲服）
干 姜 6g	麦 芽 30g	高良姜 5g	醋香附 10g
佩 兰 10g	麸炒枳壳 15g	北沙参 15g	

3 剂，水煎服，日 1 剂，早晚分服

按 对于慢性萎缩性胃炎，李晶教授认为病机在于气阴两虚、气机不畅，治疗的经验在于疏肝健脾、保护胃黏膜、散结滋阴之法。这其中体现了李晶教授运用升清降浊、通达补中、寒热并用、敛化相因治疗慢性萎缩性胃炎的独特经验。李晶教授抑制癌前病变的常用药物为蒲公英 15~30g，莪术 10~15g，白花蛇舌草 10~30g 等。

案 3

李某，男，28 岁，2018 年 3 月 5 日初诊。

主诉 胃脘部胀满 2 周。患者于 2 周前因饮食不节出现胃脘部胀满，食欲不振，口干，口苦，晨起恶心干呕，咳痰，反酸，喜冷饮，眠可，二便调，舌淡红，舌根部苔黄腻，舌前剥落苔，脉弦。中医诊断：痞满（寒热错杂，气阴两虚证）。治法：清热温寒，辛开苦降，补气养阴。

处方 太子参乌梅汤加减

太子参 10g	乌 梅 20g	山 楂 15g	蒲公英 10g
栀 子 10g	龙 胆 6g	炒白芍 15g	炒白术 10g
黄 连 6g	牡丹皮 10g	浙贝母 10g	炒谷芽 15g
炒麦芽 15g	北沙参 15g	麦 冬 15g	石 斛 10g
法半夏 9g	陈 皮 10g	茯 苓 10g	炒枳壳 10g
紫苏梗 10g	甘 草 6g	广藿香 10g	石菖蒲 10g
生 姜 8g			

3 剂，水煎服，日 1 剂，早晚分服

二诊（2018 年 3 月 8 日） 患者服药后胃脘部胀满症状好转，食欲好转，口干口苦改善，大小便正常，眠可，舌红，质干，有裂纹，苔白腻，脉细弦。守上方加减，减法半夏、陈皮、广藿香，加六神曲 10g、炒川楝子 4g。4 剂，水煎服，日 1 剂，早晚分服。

按 根据患者症状、体征及辅助检查，辨为痞满（寒热错杂，气阴两虚证），方用太子参乌梅方加减。通过太子参乌梅方柔肝养阴，补脾止泻。加藿香、陈皮健脾燥湿，黄连、牡丹皮清热除烦。此方药性平和、平调寒热、扶正祛邪。患者食欲不振，心下有胀满感，苔又黄厚腻，是有食积化火之象，山楂、炒谷芽、炒麦芽体现李晶教授的"通"法。

案 4

侯某，男，30 岁，2018 年 9 月 6 日初诊。

主诉 胃脘不适伴腹胀 1 年余。患者于 1 年前因工作压力大，饮食不规律，情绪波动大，出现胃脘不适，伴腹胀，未经治疗，今为彻底诊治，遂来就诊。现症见：患者胃脘不适，伴腹胀，食后反酸烧心，伴呃逆，饭后甚，纳差，易上火起口疮，偶有厌食，曾服中药 2 个月，欠佳，口干，口黏，喜热饮，腰困，眠差，二便调，舌淡尖红边有齿痕，苔白有裂纹，舌下脉络瘀曲，脉弦细数。辅助检查：钡餐造影示肠蠕动差。中医诊断：痞满（肝胃不和证）；治法：疏肝行气，降逆和胃。

处方 四逆散加减

柴 胡 10g	麸炒枳壳 15g	白 芍 15g	甘 草 6g
紫苏梗 10g	佛 手 10g	鸡内金 10g	石菖蒲 15g
薏苡仁 15g	黄 连 6g	牡丹皮 10g	栀 子 10g
炒白术 15g	蒲公英 10g	高良姜 9g	醋香附 10g
佩 兰 10g	苦杏仁 9g	丁 香 2g	柿 蒂 10g
连 翘 10g	旋覆花 10g	苍 术 10g	白花蛇舌草 10g
法半夏 9g	陈 皮 10g	威灵仙 10g	通 草 5g
北沙参 15g	麦 冬 15g		

4 剂，水煎服，日 1 剂，早晚分服

二诊（2018 年 9 月 10 日） 患者服药后诸症好转，现矢气多，嗳气，舌苔黄腻，舌下脉络瘀曲。守上方加减，减薏苡仁、白花蛇舌草，加黄连至 6g，3 剂，水煎服，日 1 剂，早晚分服。

三诊（2018 年 9 月 13 日） 患者服药后呃逆、反酸较前好转，口不甚干，二便调，舌淡苔黄腻。守上方加减，减麦冬，加黄连至 9g，8 剂，水煎服，日 1 剂，早晚分服。

四诊（2018 年 10 月 9 日） 患者服药后诸症减轻，呃逆、反酸频率较前减少，口干不甚，纳眠可，小便夜频，大便调，舌淡尖红，苔黄略腻，舌下脉络瘀曲。守上方加减，加丹参 10g，7 剂，水煎服，日 1 剂，早晚分服。

按 方中除辛苦温味之外，另搭配甘寒之品滋阴润燥，成润燥相宜之法，故能升降相因而获全能。李晶教授着重兼顾药中润燥之性，遵循"诸气得降，真阴必足"的原则，倡导将"补法（滋阴）"的思路贯穿于疾病的始终，因胃中津液充足，则能维持其受纳腐熟水谷和通降下行的特性，即《医学求是》所言："胃润则降。"

案 5

寇某，女，51 岁，2018 年 3 月 13 日初诊。

主诉 胃脘部胀满不适 1 年余。患者于 1 年前因饮食不节出现胃脘部胀满不适，未经治疗，今为彻底诊治，遂来就诊，现症见：患者胃脘部胀满不适，夜间感觉痞塞，饥饿时症状加重，伴有烧灼感，偶有打嗝，口不干，情绪不稳，纳可，眠可，大便成形，小便正常，舌淡红，苔薄白，脉弦。既往史：既往体健。辅助检查：十二指肠溃疡。中医诊断：痞满（肝胃不和证）。治法：疏肝行气，降逆和胃。

处方 四逆散加减

柴 胡 10g	麸炒枳壳 15g	白 芍 15g	甘 草 6g
紫苏梗 10g	佛 手 10g	郁 金 10g	鸡内金 10g
黄 连 6g	牡丹皮 10g	旋覆花 10g	代赭石 10g（冲服）
瓜 蒌 15g	高良姜 6g	醋香附 10g	茯 苓 10g
陈 皮 10g	法半夏 9g	栀 子 10g	山 药 15g
三 七 4g（冲服）			

6剂，水煎服，日1剂，早晚分服

二诊（2018年3月26日） 患者服药后，胃脘不适好转，现仍感夜间痞满，打嗝，头晕，头闷不清，大便尚可，舌淡苔白微腻，脉弦。守上方加减，上方减郁金、代赭石、法半夏，加浙贝母10g、柿蒂10g、丁香1g、龙胆6g、白术10g，5剂，水煎服，日1剂，早晚分服。

三诊（2018年3月26日） 患者服药后，症状好转，头晕，打嗝，口不干，情绪不稳易烦躁，大便正常，舌质稍红，苔中后部腻，脉弦。守上方加减，上方加佩兰10g、蒲公英10g，3剂，水煎服，日1剂，早晚分服。

四诊（2018年4月3日） 患者服药后胃胀好转，现空腹时偶痞闷，口干，打嗝，无反酸，舌淡，苔黄，脉弦。守上方加减，上方减佩兰、蒲公英，加法半夏9g，10剂，水煎服，日1剂，早晚分服。

按 根据患者症状体征及辅助检查，辨为痞满，肝胃不和之证。治法当疏肝行气，降逆和胃为主，方用柴胡疏肝散加减。通过柴胡疏肝散疏肝理气，活血止痛，加旋覆代赭汤降逆和胃，小陷胸汤宽胸开结涤痰，黄连、牡丹皮、栀子清热解毒，山药、三七护胃黏膜。李晶教授认为，痞满者，上之不上，下之不下，壅滞也。欲破壅滞者，宜用"升降"之法也，"升降"者，唯辛开苦降也。治得于法，法契于理，理合于本，故效果明显。

（二）呃逆

案1

郭某，男，51岁，2019年2月28日初诊。

主诉 呃逆、纳差2月余。患者诉因化疗后出现呃逆、纳差，食后腹胀，口干不欲饮水，大便溏薄，神疲乏力，呃逆严重时自觉气短，面色发黄，近日感冒，流涕，低热，舌质红少苔，舌边剥落，脉沉弦。既往史：（2018年8月30日）结肠癌（肝曲、脾曲、乙状结肠3个病灶）术后，肝左叶部分切除。中医诊断：呃逆（肝胃不和，阴虚内热证）；癌病（大肠癌）（气阴两虚证）。西医诊断：结肠癌术后、化疗期。治法：疏肝和胃，养阴清热，降逆止呃。

处方 残胃方加减

柴 胡 12g	麸炒枳壳 12g	麸炒白术 15g	炒白芍 15g
醋香附 10g	五灵脂 9g（包煎）	石见穿 10g	柿 蒂 10g
丁 香 2g	高良姜 5g	乌 药 10g	炒蒺藜 10g

郁　金 10g	茵　陈 10g	酒大黄 5g	栀　子 10g
麦　冬 15g	石　斛 15g	地　黄 15g	旋覆花 10g
虎　杖 10g	海金沙 10g	川　芎 10g	

4 剂，水煎服，日 1 剂，早晚分服

二诊（2019 年 3 月 4 日）　患者诉服药后诸症较前缓解，呃逆较前减轻，午后仍较为明显，纳食好转，口干，咽微痛，大便溏，小便黄，面色较前红润，恶寒较前缓解，舌淡苔少，脉沉细。守上方加减，上方加肉豆蔻 8g，高良姜加至 8g、郁金加至 12g、茵陈加至 12g、酒大黄加至 8g、乌药加至 12g，枳壳减至 10g。10 剂，水煎服，日 1 剂，早晚分服。

三诊（2019 年 3 月 21 日）　患者服药后，整体状态好转，昨日化疗第二个疗程结束，呃逆次数较前明显减少，面色黄较前减轻，纳食、精神均可，舌红少苔，脉沉细。守上方加减，上方减郁金，加莪术 10g、佛手 10g、白芍加至 18g、乌药减至 10g、茵陈减至 10g、酒大黄减至 5g。10 剂，水煎服，日 1 剂，早晚分服。

四诊（2019 年 4 月 8 日）　患者诉服药后诸症减轻，服用化疗药物后仍有呃逆，纳食可，精神可，患者感觉停用中药则症状加重，舌红少苔，舌下络脉迂曲，脉弦细。守上方加减，上方加丹参 10g、麦冬加至 20g、醋五灵脂加至 12g、石见穿加至 15g、酒大黄加至 8g、柴胡减至 10g、炒蒺藜减至 8g。10 剂，水煎服，日 1 剂，早晚分服。

按　结合患者症状、体征及相关检查，目前西医诊断为：结肠癌术后、化疗期；中医诊断为：癌病（大肠癌），气阴两虚证；呃逆，肝胃不和，阴虚内热证。李晶教授针对此类患者，临证选自拟残胃方加减，以四逆散为基础，炒蒺藜配郁金重疏郁行气，同时加入五灵脂、石见穿、莪术活血散结，乌药配白芍，散收相合。对于胆汁淤积导致的胃病、胆结石症，李晶教授临证以大黄、海金沙、广金钱草、虎杖为用，治疗效果甚佳。

案 2

刘某，女，65 岁，2019 年 10 月 8 日初诊。

主诉　胸骨正中不适 20 余天。患者于 20 余天前无明显诱因出现胸部正中不适，难以言状，未经治疗，今为彻底诊治，遂来就诊，现症见：患者胸部正中不适，难以言状，咽部不适，咽干，呃逆频频，反酸烧心，口干口苦，无上腹部疼痛、无胸憋胸闷胸痛、无喘息气紧，平素情绪起伏大，胃纳差，眠差，大便干，小便调。舌红苔剥苔中黄，脉弦细。中医诊断：呃逆（胃阴亏虚证）。治法：滋阴降逆。

处方　太子参乌梅汤加减

太子参 15g	乌　梅 20g	山　楂 10g	蒲公英 10g
麸炒白术 15g	炒白芍 15g	栀　子 10g	龙　胆 5g
麸炒枳壳 10g	六神曲 10g	青　皮 10g	陈　皮 10g
牡丹皮 10g	浙贝母 10g	泽　泻 10g	炒谷芽 20g
炒麦芽 20g	山　药 30g	三　七 3g（冲服）	威灵仙 10g
王不留行 5g	木蝴蝶 10g	预知子 10g	通　草 5g
淫羊藿 10g	女贞子 10g	黄　连 5g	高良姜 10g
柿　蒂 10g	丁　香 1g		

4剂，水煎服，日1剂，早晚分服

二诊（2019年10月14日）　患者服药后呃逆、烧心较前明显减轻，自觉胃脘痞塞不舒，口干，遇风则咳，咳白痰，痰出则气顺，平素易怒，大便偏干，舌红尖绛苔中后部黄腻，脉弦细。上方减陈皮、威灵仙，加桂枝10g、黄芪10g、当归10g、升麻3g、柴胡3g，7剂，水煎服，日1剂，早晚分服。

按　方中妙处在于黄连与高良姜的搭配，黄连配高良姜为辛开苦降之意，平素情绪起伏大，胃阴亏虚，肝气犯胃，胃气上逆，故疏肝行气活血是关键，胃阴虽虚，单纯滋阴恐碍胃，难以吸收，行气利湿虽与滋阴相悖，却补散相合，相反相成。这体现李晶教授化法与养阴法的结合。

案3

陈某，男，28岁，2019年2月28日初诊。

主诉　间断性呃逆半年余。患者诉半年前因饮食不节导致呃逆频频，偶有反酸，曾在当地口服中药（具体不详）加保和丸治疗，效果欠佳，今为彻底诊治，遂来就诊。现症见：患者呃逆频频，饭前饭后无差别，偶有反酸，不耐生冷，情志不畅时呃逆加重，食后腹胀，口不干，纳可，眠可，大便质中，小便调，舌淡苔微黄黏腻，脉弦。中医诊断：呃逆（肝胃不和证）。治法：疏肝和胃，降逆止呃。

处方　四逆散加减

柴　胡10g	麸炒枳壳15g	白　芍15g	甘　草6g
紫苏梗10g	佛　手10g	鸡内金10g	乌　药10g
炒蒺藜10g	柿　蒂10g	郁　金10g	旋覆花10g
代赭石10g（冲服）	法半夏9g	陈　皮10g	茯　苓10g
醋香附10g	川　芎15g	黄　连5g	青　皮10g
浙贝母10g	白　术10g	莪　术10g	

4剂，水煎服，日1剂，早晚分服

二诊（2019年3月5日）　患者服药后呃逆症状明显改善，腹部仍胀满，口干，偶反酸，情绪改善，二便调，舌淡苔微黄腻，脉弦。守上方加减，上方加玄参10g、石斛10g。7剂，水煎服，日1剂，早晚分服。

三诊（2019年3月21日）　患者诉服药后呃逆较前缓解，无反酸，胃脘部胀满，二便调，舌红苔薄黄，脉弦数。守上方加减，上方减郁金、法半夏，加丁香1g，石斛加至15g。4剂，水煎服，日1剂，早晚分服。

按　患者于半年前因饮食不节导致脾胃虚弱发为呃逆，之后会因情志不畅时呃逆加重，此为日久致肝气郁结，据舌脉舌淡苔微黄黏腻，脉弦辨为肝胃不和之证，用四逆散透邪解郁，疏肝理脾，旋覆代赭汤降逆化痰，益气和胃；炒蒺藜配郁金，增强行气解郁活血的功效。此方妙在用五行相生相克的思路宏观调控全身，李晶教授认为胃气上逆，日久胃虚，木乘土，土愈虚则木愈乘，木愈乘则土愈虚，因此，只从脾胃论证，病必不好，抑木扶土、肝胃同治才能体现治病求于本的思路。呃逆为脾胃升降障碍，治法当调节升降，柴胡配枳壳、旋覆花配代赭石、半夏配黄连体现李晶教授"升降"之法。

（三）胃痛

案 1

梁某，男，36 岁，2018 年 3 月 19 日初诊。

主诉 间断上腹痛 3 余年。患者诉 3 余年来间断上腹痛，饭后明显，喜热食，不伴恶心呕吐，口干，口苦，纳可，眠可，大便稀，每日 2 次，小便调。舌红苔白滑，脉弦滑。中医诊断：胃痛（寒热错杂证）。治法：寒热平调，和胃止痛。

处方 四逆散加减

柴 胡 10g	麸炒枳壳 10g	白 芍 15g	甘 草 6g
紫苏梗 10g	佛 手 10g	郁 金 10g	鸡内金 10g
山 药 15g	三 七 3g（冲服）	高良姜 6g	醋香附 10g
北沙参 15g	麦 冬 15g	佩 兰 10g	海金沙 10g
蒲公英 10g	乌 梅 15g	六神曲 10g	炒麦芽 15g
炒谷芽 15g	小茴香 10g		

3 剂，水煎服，日 1 剂，早晚分服

二诊（2018 年 3 月 22 日） 患者服上方后，腹痛位置上移。现症见：饥饿时胃痛，烧心，无打嗝反酸，伴口干，牙龈出血，大便不成形，小便调，舌质淡红，胖大有齿痕，苔薄白，脉弦滑。守上方加减，去佩兰、海金沙、小茴香，加浙贝母 10g、栀子 6g、黄连 6g、牡丹皮 10g、法半夏 9g、陈皮 10g、醋延胡索 10g。4 剂，水煎服，日 1 剂，早晚分服。

三诊（2018 年 3 月 26 日） 患者服药后感胃痛减轻，偶有打嗝，大便不成形。舌淡苔薄，脉沉弦。守上方加减，减谷芽，加白及 10g，7 剂，水煎服，日 1 剂，早晚分服。

四诊（2018 年 4 月 9 日） 患者服上方后症状好转，饮食不当或不规律时偶有胃痛，伴有口干，无打嗝反酸，大便成形，眠可。舌质淡红，胖大有齿痕，苔薄白，脉弦滑。守上方加减，加佩兰 10g。6 剂，水煎服，日 1 剂，早晚分服。

按 李晶教授认为，寒热错杂之证形成不外乎三种情况，一者，先有寒邪或热邪，复感热邪或寒邪；二者，外感寒证入里化热；三者，久病机体阴阳失调，寒极生热，热极生寒，寒者日久壅滞必生热邪，热者日久伤正易受寒邪侵袭，遂成寒热错杂之证。此证难治在，用寒药会更加伤胃，用热药会更加上火，用药须得寒温并用，并合理调整寒热的比重，方中热药为高良姜、小茴香及炒制的药物，寒药为白芍、郁金、蒲公英等，此为寒热并用，平调寒热。方中柴胡配炒枳壳及一系列升降之药，体现李晶教授治疗寒热错杂运用"升降"之法的经验，另外，行气之药过多，会有伤阴之弊，故加麦冬等滋阴之药以顾护津液，这体现在李晶教授常用"升降"之法搭配"养阴"法，以达到彼此兼顾的经验。

案 2

王某，女，55 岁，2018 年 2 月 8 日初诊。

主诉 间断胃脘部疼痛 3 个月伴心前区不适 2 个月。现病史：患者 3 个月前无明显诱因出现胃脘部疼痛，心前区疼痛，持续 3～5 分钟后缓解，经门诊服用中药治疗（具体不详），效果欠佳，为彻底诊治，遂来就诊。现症见：患者胃痛，伴反酸、打嗝，食生冷后加重，无烧心，口苦，纳可，眠可，二便调，舌淡红，苔白微腻，脉弦。体格检查：血压左臂150/90mmHg，右臂146/90mmHg。辅助检查：腹部彩超示胆囊炎，胆结石，脾内多发回声；HP（+）；胃镜示：慢性浅表性胃炎伴糜烂；心电图示：窦性心律，心电轴左偏，ST 段改变；心脏彩超：主动脉瓣口反流，左心室舒张功能减低。中医诊断：胃痛（肝气犯胃证）。治法：疏肝和胃止痛。

处方　四逆散加减

柴　胡 10g	麸炒枳壳 10g	白　芍 15g	甘　草 6g
紫苏梗 10g	佛　手 10g	郁　金 10g	鸡内金 10g
山　药 15g	三七 3g（冲服）	高良姜 6g	醋香附 10g
栀　子 10g	浙贝母 10g	黄　连 4g	法半夏 9g
陈　皮 10g	佩　兰 10g	六神曲 10g	炒麦芽 15g
乌　梅 10g	蒲公英 10g	山　楂 10g	太子参 10g
白　术 10g	旋覆花 10g（包煎）	虎　杖 10g	金钱草 10g

4 剂，水煎服，日 1 剂，早晚分服

二诊（2018 年 2 月 22 日）　患者停药后，胃部痞满，嗳气，大便不畅，质干，舌质红，苔薄黄腻。守上方加减，上方减山楂、太子参，加代赭石 10g、茵陈 10g、瓜蒌 15g。4 剂，水煎服，日 1 剂，早晚分服。

三诊（2018 年 2 月 26 日）　患者服药后，症状好转，现症见：偶有胃脘部疼痛，晨起偶有口苦，大便通畅，每日 1 次。舌暗红，苔薄，根部微黄，脉数。守上方加减，上方减茵陈，加黄连至 9g，加莪术 10g。7 剂，水煎服，日 1 剂，早晚分服。

四诊（2018 年 4 月 12 日）　患者服药后，诸症均有好转。现症见：胃脘部疼痛缓解，口不干，偶苦。守上方加减，上方减佩兰，减瓜蒌至 10g。7 剂，水煎服，日 1 剂，早晚分服。

五诊（2018 年 6 月 14 日）　患者服药后，诸症均有好转。患者诉怕冷，大便通畅，舌淡白，苔白腻。腹部彩超示：胆结石（充满型）。守上方加减，上方减法半夏、陈皮、乌梅、瓜蒌、莪术、代赭石，加郁金至 12g，加淡附片 6g、石菖蒲 10g。5 剂，水煎服，日1 剂，早晚分服。

按　李晶教授认为胃痛脉弦多是肝气犯胃，止痛只能治标不能治本，治本需从肝胃论治，气顺则痛止，治肝则不能伐肝，需得疏肝、柔肝、敛肝；气郁日久必血瘀，无论未血瘀或已血瘀，活血化瘀之法必是事半功倍。对于舌苔腻的问题，李晶教授多用"清化通"之法以健其脾气，其中蒲公英、金钱草等清其湿热，白术、佩兰等化其湿气，山楂、六神曲等中通其食浊，三法齐下故湿浊去，脾气清。

案 3

许某，男，62 岁，2019 年 8 月 19 日初诊。

主诉　胃脘部疼痛不适 5 年。患者于 5 年前因饮食不洁出现胃脘部疼痛，经治疗未痊愈（具体不详），今为彻底诊治，遂来就诊。现症见：患者感饭后胃脘部有烧灼感，无反酸，口干咽干，牙痛，纳差，饮食难下咽，眠可，大便偏干，4 日 1 行，小便调。舌体胖大裂纹,舌红苔黄厚,脉弦滑数。既往史:肺结核、肺气肿、慢性支气管炎、肺间质性改变(具体年限不详)。辅助检查:2017 年 7 月 11 日某医院胃镜示:①食管异位胃黏膜症;②胃底黏膜下隆起;③胃角溃疡(瘢痕期)。中医诊断:胃痛(阴虚内热,气滞血瘀证)。治法:滋阴清热,行气活血止痛。

处方 太子参乌梅方加减

太子参 20g	乌 梅 20g	山 楂 15g	蒲公英 20g
炒白术 15g	炒白芍 15g	六神曲 15g	炒谷芽 15g
炒麦芽 15g	龙 胆 5g	栀 子 10g	麸炒枳壳 25g
泽 泻 25g	茯 苓 15g	法半夏 9g	陈 皮 10g
黄 连 10g	山 药 30g	白 及 15g	三 七 5g(冲服)
威灵仙 10g	通 草 5g	王不留行 10g	黄 芩 10g
干 姜 10g	石菖蒲 5g	石见穿 10g	莪 术 10g
浙贝母 15g			

3 剂,水煎服,日 1 剂,早晚分服

二诊(2019 年 8 月 22 日) 患者诉药后纳差好转,大便干好转,现症见:晚上咽干,胃脘部及小腹烧灼感,背部盗汗明显,口干,舌胖大,舌红苔黄厚,舌前无苔。守上方加减,上方加黄柏 10g、北沙参 15g、麦冬 15g,石菖蒲加至 15g、石见穿加至 15g。4 剂,水煎服,日 1 剂,早晚分服。

三诊(2019 年 8 月 26 日) 患者服药后胃纳可,食欲好转,但食后腹胀甚,无反酸烧心,有呃逆,口干,盗汗,胃脘烧灼,大便偏干,排便困难,肛门疼痛,1~2 日 1 行,舌胖质红,苔黄剥落,苔中裂纹,脉弦细数。

处方 柴胡疏肝散加减

柴 胡 12g	炒白术 15g	炒白芍 15g	醋香附 10g
五灵脂 9g	石见穿 10g	柿 蒂 10g	茯 苓 10g
山 药 20g	莲 子 10g	黄 芪 10g	麦 冬 15g
五味子 10g	炙甘草 10g	太子参 20g	麸炒枳实 20g
三 七 3g(冲服)	厚 朴 10g	防 风 10g	乌 梅 20g
玄 参 10g	地 黄 15g	法半夏 9g	黄 连 3g
生 姜 5g			

7 剂,水煎服,日 1 剂,早晚分服

四诊(2019 年 9 月 17 日) 患者诉药后面色好转,纳可,胃脘部烧灼感明显好转,口干,盗汗,舌胖质红,中有裂纹,苔白腻,剥落,脉弦细。守上方加减,上方减厚朴,加北沙参 15g、浙贝母 10g、泽泻 10g,山药加至 25g、地黄加至 20g、黄连加至 6g。15 剂,水煎服,日 1 剂,早晚分服。

按 患者有胃角溃疡(瘢痕期),加山药、白及、三七保护胃黏膜,栀子、黄连等清热解毒,石见穿、浙贝母活血化瘀、散结消肿,茯苓、泽泻健脾利湿,法半夏、陈皮理气燥湿。李晶教授认为疾病的瘢痕期、内脏的瘢痕相当于中医的结节、瘀血,应当予活血化瘀、散结消肿对症治疗,其中"寒"、"化"之法尤为重要。

案 4

张某，女，54 岁，2019 年 3 月 21 日初诊。

主诉　胃脘部不适半年余。患者于半年前因情绪激动出现胃脘部疼痛，未经治疗，今为彻底诊治，来门诊就诊。现症见：患者胃脘部疼痛，饭前饥饿痛明显，偶有烧心、呃逆、口干，情绪激动时上述症状加重，胃脘胀满，眠可，大便质可，小便调。舌暗苔白腻，脉弦滑。手术史：卵巢囊肿切除术后 2 年。实验室检查：胃镜（某人民医院 2019 年 3 月 8 日）示慢性萎缩性胃炎伴糜烂，轻度肠化。中医诊断：胃痛（肝胃不和证）。治法：理气和胃。

处方　柴胡疏肝散合旋覆代赭汤加减

柴　胡 10g	麸炒枳壳 15g	白　芍 15g	甘　草 6g
紫苏梗 10g	佛　手 10g	郁　金 10g	鸡内金 10g
旋覆花 10g（包煎）	代赭石 10g（冲服）	山　药 30g	三　七 3g（冲服）
肉豆蔻 10g（后下）	乌　药 10g	醋香附 10g	高良姜 6g
白　术 10g	乌　梅 20g	山　楂 10g	佩　兰 10g
连　翘 10g	黄　连 6g	吴茱萸 1g	蒲公英 10g
栀　子 10g	浙贝母 15g	莪　术 10g	

4 剂，水煎服，日 1 剂，早晚分服

二诊（2019 年 3 月 25 日）　患者服药后胃脘痛减，无呃逆，口不干，二便调。舌红尖点刺，苔中后黄厚腻，脉弦滑。调整处方为太子参乌梅汤加减。

处方　太子参乌梅汤加减

太子参 10g	乌　梅 10g	山　楂 10g	蒲公英 10g
炒白芍 15g	麸炒白术 15g	六神曲 10g	炒麦芽 15g
炒谷芽 15g	栀　子 10g	龙　胆 5g	麸炒枳壳 12g
丁　香 1g	柿　蒂 10g	延胡索 10g	山　药 20g
法半夏 9g	陈　皮 10g	高良姜 6g	黄　连 6g
青　皮 10g	浙贝母 10g	三　七 3g（冲服）	

7 剂，水煎服，日 1 剂，早晚分服

三诊（2019 年 4 月 8 日）　患者服药后胃痛大减，无呃逆，烧心，偶口干，进食后胃脘部嘈杂不适，二便调。舌暗苔白，脉弦滑。上方加炒川楝子 6g、醋香附 10g、川芎 10g、紫苏梗 10g。7 剂，水煎服，日 1 剂，早晚分服。

按　根据患者症状、体征及辅助检查，辨为胃痛，肝胃不和证。二诊中根据患者舌红尖点刺，苔中后黄厚腻，脉弦滑之象，着重运用"寒"、"化"之法，如栀子、龙胆等清其热，陈皮、白术祛其湿，湿热去，则疼痛大减。

（四）食欲不振

案 1

刘某，男，68 岁，2019 年 4 月 23 日初诊。

主诉 纳差 1 月余。患者诉 1 个月前无明显诱因出现纳差、疲乏感，自觉双下肢困重难行，晨起较重，出汗多，腰困，呃逆，口干欲饮，食后腹胀，喜热食，眠可，二便调，舌红少苔，剥落苔，中后部白厚腻，脉弦细数滑。中医诊断：纳差（气阴两虚）。治法：健脾益气，养阴清热。

处方 李氏清暑益气汤加减

黄 芪 10g	苍 术 10g	升 麻 3g	陈 皮 10g
泽 泻 10g	六神曲 10g	白 术 10g	麦 冬 15g
当 归 10g	甘 草 6g	青 皮 10g	黄 柏 10g
葛 根 10g	五味子 6g	太子参 12g	仙鹤草 10g
浙贝母 10g	黄 连 5g	杏 仁 9g	薏苡仁 10g
麸炒枳壳 15g	炒麦芽 15g	肉 桂 2g	

7 剂，水煎服，日 1 剂，早晚分服

二诊（2019 年 4 月 30 日） 患者诉服药后疲乏减轻，纳差、口干好转，余症状基本消失，舌红苔薄，中后部微腻，脉弦细。于上方加法半夏 9g，10 剂，水煎服，日 1 剂，早晚分服。

按 李氏清暑益气汤出自《脾胃论》，也见于《内外伤辨惑论》，"人感之多四肢困倦，精神短少，懒于动"。此方重于健脾燥湿，用治元气本虚，伤于暑湿证。李晶教授认为老年脾胃病，气阴两虚为主要病机，中焦不足为多，故胃受纳不及、脾运化无力，影响食欲，不思饮食，后天之本受损，无以将气血津液达于机体，故又见疲乏感。临证对于老年人纳差疲乏，排除其他疾病影响，都可使用李氏清暑益气汤作为基础治疗。方中仙鹤草增强补益之功，振奋阳气；浙贝母配黄连，李晶教授认为可开胃健脾；杏仁配薏苡仁宣上渗下，调节气机；肉桂引火归元，使阴火下行。全方补泄共济，升降有序，润燥相宜。

案 2

冯某，男，9 岁，2020 年 12 月 20 日初诊。

主诉 食欲不振 5 日。现病史：患者食欲减退 5 日，食后自觉痞满，腹胀，按压无痛，手脱皮，易发口腔溃疡，口有异味，口干，无口苦。眠差易醒，小便正常，大便秘结，3～5 日 1 次。舌质红，苔微黄腻，脉弱。中医诊断：纳差（气阴两虚证）。治法：健脾和胃，养阴消食。

处方 四君子汤合增液汤合平胃散加减

太子参 8g	麸炒白术 8g	茯 苓 8g	玄 参 6g
麦 冬 8g	生地黄 8g	麸炒苍术 8g	姜厚朴 6g
陈 皮 8g	甘 草 5g	鸡内金 8g	山 楂 8g
佩 兰 6g	麸炒枳壳 10g	瓜 蒌 8g	

7 剂，水煎服，日 1 剂，早晚分服

二诊（2020 年 12 月 27 日） 服药后诸症改善，大便明显改善，成形，2～3 天 1 次，口疮溃疡无复发，仍口有异味，手脱皮改善，纳食稍较前好转，手心汗多。舌质红，舌苔黄腻，脉濡数。上方去佩兰，玄参改为 8g，麸炒白术改为 10g，麸炒枳壳改为 12g，加黄连 5g、连翘 8g、广藿香 6g、乌梅 12g，7 剂，水煎服，日 1 剂，早晚分服。

按 本案中患者小儿，脾胃虚弱，无力推动运化，李晶教授对此认为虚不受补，宜消补兼施，随症加减。"虚不受补"最早见于清代陈士铎《本草新编·十剂论》，其曰："或疑虚用补剂，是虚病宜于补也。然往往有愈补愈虚者，岂补剂之未可全恃乎……补中而少增消导之品，补内而用制伏之法，不必全补而补之，不必纯补而补之，更佳也。"脾胃虚弱易生湿热，可灵活配伍清热化湿之品，忌一味补益，以防闭门留寇。故方以四君为基补益脾胃，鸡内金、山楂消食化积，通补兼施，补而不滞，通而不伤正。二诊，考虑为脾胃之气初复，阴虚内热，故调整养阴行气用量，加大白术用量，更取止汗之意。加黄连、连翘、广藿香清热化湿，酸甘之乌梅生津止渴。

案 3

李某，男，28 岁，2018 年 3 月 5 日初诊。

主诉 食欲减退半月余。患者诉半月前无明显诱因出现食欲减退，未予诊治。现食欲减退，食后偶有腹胀，晨起恶心干呕，反酸，喜饮凉，口干，口苦，眠可，二便调。舌淡红，舌根部苔黄腻，舌前剥落苔，脉弦。中医诊断：纳差（阴虚湿热证）。治法：健脾养阴，清利湿热。

处方 太子参乌梅方加减

太子参 10g	乌 梅 20g	山 楂 15g	蒲公英 10g
栀 子 10g	龙 胆 6g	炒白芍 15g	麸炒白术 10g
黄 连 6g	牡丹皮 10g	浙贝母 10g	炒谷芽 15g
炒麦芽 15g	北沙参 15g	麦 冬 15g	石 斛 10g
法半夏 9g	陈 皮 10g	茯 苓 10g	炒枳壳 10g
紫苏梗 10g	甘 草 6g	广藿香 10g	石菖蒲 10g
生 姜 8g			

3 剂，水煎服，日 1 剂，早晚分服

二诊（2018 年 3 月 8 日） 患者服药后食欲好转，口干口苦改善，大小便正常，眠可，舌红，质干，有裂纹，苔白腻，脉细弦。守上方加减，去法半夏、陈皮、广藿香，加六神曲 10g、炒川楝子 4g，4 剂，水煎服，日 1 剂，早晚分服。

按 李晶教授认为阴虚之证，不可纯用滋阴之法，应用酸甘化阴之法。酸甘化阴，因酸敛收涩之性，再酌情配伍辛开苦降等药，调和营卫，交通阴阳。酸属木入肝，甘属土入脾。酸甘合用，补益肝脾，调达肝木以舒畅气机，助脾胃化生气血，从而阴生阳长，化生无穷。方中炒白芍与甘草，太子参与乌梅、山楂，均属酸甘化阴常用之品。本案中应用"脾胃八法"中的通法、补之养阴法、化法。方中太子参、山楂、炒麦芽、炒谷芽通补并用，北沙参、麦冬、石斛滋脾胃阴，法半夏、陈皮、白术燥脾湿，润燥相合，灵活加减，可取得好的疗效。二诊，患者症状改善，阴虚夹湿之象明显，故去法半夏、陈皮、广藿香等辛温之品，加六神曲以健脾和胃消食，加炒川楝子疏肝行气泄热，以助病情恢复。

（五）泄泻

案 1

韩某，男，34 岁，2018 年 7 月 24 日初诊。

主诉 间断大便不成形 3 年。患者诉 3 年前无明显诱因出现大便不成形，未予治疗，今症状加重，遂来求诊，现症见：患者大便不成形，质黏，每日 4 次，饭后即如厕，伴腹痛，便后缓解，口干欲饮，口苦，平素喜肥甘之品，纳可，眠差，小便调，舌淡苔黄腻，脉弦滑。中医诊断：泄泻（湿热蕴结证）。治法：清热化湿，涩肠止泻。

处方 甘露消毒丹合椒梅汤加减

广藿香 10g	豆 蔻 10g	石菖蒲 10g	连 翘 10g
滑 石 10g（包煎）	黄 芩 10g	茵 陈 10g	薄 荷 9g（后下）
通 草 5g	射 干 10g	浙贝母 10g	黄 连 9g
乌 梅 15g	干 姜 6g	白 芍 10g	花 椒 6g
麸炒枳壳 15g	法半夏 9g	太子参 15g	阿 胶 3g
陈 皮 10g	白 术 10g	防 风 10g	

5 剂，水煎服，日 1 剂，早晚分服

二诊（2018 年 7 月 30 日） 患者诉药后诸症好转，大便成形，睡眠较前好转，口干较前减轻，纳可，余无不适，舌红，苔黄燥，脉弦数。效不更方，守上方加减，加麦冬 15g、北沙参 15g、薏苡仁 15g。5 剂，水煎服，日 1 剂，早晚分服。

按 甘露消毒丹原治湿温时疫，但全方用药轻灵，组方精妙，辛温、苦寒互配，宣发、肃降、温通、淡渗并用，使其全方不偏不倚，轻清平淡，可使湿化热清，气机宣畅。李晶教授运用甘露消毒丹时，抓住病机、舌脉，凡属湿热临床表现者都可施以此方，往往效果俱佳。热淫于内，治以咸寒，佐以甘苦，以酸收之，以苦发之。湿淫于内，治以苦热，佐以酸淡，以苦燥之，以淡泄之。火淫于内，治以咸冷，佐以苦辛，以酸收之，以苦发之。椒梅汤酸苦复辛甘法，四法并用。

案 2

文某，女，26 岁，2019 年 8 月 20 日初诊。

主诉 食后腹泻 1 年。患者 1 年前因工作压力大致情绪不畅出现泄泻，间断发作，每日 3～4 次，质为糊状，无脓血，口干，咽干，冬天容易长口疮，平素怕冷，纳差，月经推后，腰困，白带多，腹胀，眠差，入睡易夜梦多，小便调。舌红有芒刺，苔薄白，舌根部苔黄，脉弦。西医诊断：慢性腹泻（肠易激综合征）；中医诊断：泄泻（肝郁脾虚证）；治法：疏肝解郁，健脾和胃。

处方 痛泻要方合慎柔养真汤加减

陈 皮 10g	白 术 15g	炒白芍 15g	防 风 10g
乌 梅 20g	法半夏 9g	太子参 15g	茯 苓 10g
山 药 10g	莲 子 10g	黄 芪 20g	麦 冬 10g

五味子 10g	炙甘草 10g	黄 连 9g	盐补骨脂 15g
醋龟甲 10g（先煎）	女贞子 10g	蜈 蚣 2g	黄 柏 10g
葛 根 10g	地 榆 10g	石菖蒲 5g	干 姜 10g

6剂，水煎服，日1剂，早晚分服

二诊（2019年8月26日） 患者诉服药后仍腹泻，饭后如厕每日3次，无腹痛，怕风怕冷，口干欲饮，大便质软成形，多在晨间如厕。上方去龟甲、蜈蚣，改山药至20g、黄连为5g，加益智仁15g、酒萸肉5g，7剂，水煎服，日1剂，早晚分服。

三诊（2019年9月2日） 患者服药后诉如厕急迫感有所减轻，仍每日3~4次，质中，腹胀，食生冷则加重，舌红尖见点刺，苔水滑，脉沉弦。上方加莲子10g、薏苡仁15g、醋香附10g、砂仁5g、泽泻15g、高良姜5g、枳壳12g、桔梗6g，3剂，水煎服，日1剂，早晚分服。

按 本案患者情志致病，食后腹泻，方以痛泻要方为基础加减，加入乌梅、五味子、盐补骨脂涩肠止泻，配以麦冬兼以滋阴，茯苓、山药、太子参、黄芪可补中焦，黄柏、地榆、黄连去阴火，小量黄连配石菖蒲开胃健脾，黄芪、醋龟甲、女贞子、蜈蚣四药合用可治口疮。李晶教授治疗此类疾病，常以痛泻要方为基，脱敏煎中选乌梅配防风散收相合，缓解肠道痉挛。本方在常规升法基础上施以防风，用风药以达祛风胜湿之功，为李晶教授"脾胃八法"中升法之体现，是画龙点睛之笔。

案3

张某，男，42岁。2019年2月28日初诊。

主诉 排便次数增多，便质稀溏1年余。患者1年前无明显诱因出现排便次数增多，每每晨起即如厕，呈急迫感，便质稀溏，每性情急躁、进食生冷或辛辣食物则加重，伴腹痛，痛则作泻，泻后痛减，每日至少3次，平素易疲乏困倦，腰困，多汗，晨起口干口苦，胃纳可，小便可，眠可，舌淡暗，苔黄白滑腻，脉弦滑。中医诊断：泄泻（脾虚湿盛证）。治法：健脾益气，化湿止泻。

处方 香砂六君子汤加减

党 参 15g	白 术 10g	茯 苓 10g	陈 皮 9g
法半夏 9g	甘 草 6g	山 药 10g	乌 药 10g
白 芍 15g	砂 仁 5g（后下）	防 风 10g	益智仁 15g
黄 连 6g	补骨脂 18g	五味子 10g	酒萸肉 10g
肉豆蔻 5g	醋香附 10g	薏苡仁 15g	白扁豆 10g
郁 金 10g	炒蒺藜 10g	栀 子 10g	连 翘 10g

4剂，水煎服，日1剂，早晚分服

二诊（2019年3月5日） 患者服药后，诸证减，已无腹痛，现晨起口干苦，口中黏腻，大便每日2次，便质仍偏稀，急迫感较前减轻，舌质淡红，苔薄白。守上方加减，加牡丹皮10g、石榴皮5g、干姜5g、黄芩10g。7剂，水煎服，日1剂，早晚分服。

三诊（2019年4月4日） 患者因服药见效后停药，又饮食不当，现症状反复，大便质稀，每日2~3次。守上方加减，减连翘，加白蔻仁6g。10剂，水煎服，日1剂，早晚分服。

按 本病主要责之于脾虚湿盛，饮食和情志所伤为诱因，《素问·阴阳应象大论》云"清气在下，则生飧泄，浊气在上，则生膜胀"、"湿胜则濡泄"，可见其病机为脾虚湿困。方以香砂六君子汤健脾益气为基，砂仁、茯苓、白扁豆、薏苡仁等化上焦之湿，燥中焦之湿，利下焦之湿，以复其运化升清之职，且有"利小便即所以实大便"之意；乌药配伍香附以及郁金配伍蒺藜行气解郁、抑木扶土；补骨脂、肉豆蔻为二神丸之意，温肾暖脾，固肠止泻，此即"益火补土"为敛温之法。纵观全方，以健脾益气，温阳化湿为法。临床中凡有大便溏泄而次多，腹部坠胀、肠鸣、食少、神倦、气少乏力、肛门脱坠等症，当用升法。

案4

张某，男，49岁，2019年5月27日初诊。

主诉 便质溏薄1月余。患者1个月前因发热行输液治疗（"依替米星"、"兰索拉唑"），口服"对乙酰氨基酚"（用量不详），治疗热退后出现晨起即如厕，急迫感，大便质稀，每日1次，情志不畅时加重，平素怕冷，胃纳欠佳，胃脘痞塞不舒，空腹时加重，眠可，小便调。舌红尖绛，舌面满布裂纹，脉寸关弦滑，尺脉沉弦。中医诊断：泄泻（肝郁脾虚证）。治法：疏肝健脾，化湿止泻。

处方 四神丸合痛泻要方加减

补骨脂15g	吴茱萸3g	肉豆蔻10g	五味子10g
陈 皮10g	防 风10g	炒白术15g	炒白芍20g
黄 连6g	乌 梅15g	蝉 蜕10g	钩 藤15g（后下）
石菖蒲15g	地 榆15g	北沙参15g	麦 冬15g
柴 胡10g	麸炒枳壳20g	甘 草6g	茯 苓10g
山 药30g	莲 子10g	黄 芪15g	太子参20g
赤 芍10g			

3剂，水煎服，日1剂，早晚分服

二诊（2019年5月30日） 患者服药后胃脘不适缓解，大便成形，每日1次，舌红苔薄，舌中裂纹，脉弦。上方加苏梗10g、泽泻15g。7剂，水煎服，日1剂，早晚分服。

按 四神丸源自《证治准绳》，其曰："治脾胃虚弱，大便不实，饮食不思，或泄泻腹痛等证。"补骨脂辛苦大温，温肾暖脾，《本草纲目》谓其可"治肾泄"；肉豆蔻温脾暖胃，涩肠止泻；五味子收敛固涩，温肾健脾；吴茱萸温肾散寒，大补下焦元阳。合用痛泻要方抑肝扶土、祛湿止泻，《医方考》记载："痛泻不止者，此方主之，泻责之脾，痛责之肝，肝责之实，脾责之虚，脾虚肝实，故令痛泻。"李晶教授用白芍与防风配伍使用甚为巧妙，二药相合则有抑肝、柔肝、疏肝、扶脾、醒脾、燥脾的作用；白术配陈皮，补脾兼能行气，体现了"补而不滞"。诸药合用共奏温肾健脾、利湿止泻之功，可使泻止而病愈。

（六）反酸

案1

曹某，男，47岁，2019年4月4日初诊。

主诉　间断性反酸 5 年，加重 1 周。患者诉 5 年前因生气后出现反酸，胸骨后烧灼感，经治疗后（具体不详），效果欠佳，今症状加重，为求诊治，遂来求诊。现症见：患者间断性反酸，胸骨后烧灼感，口臭，口干，口苦，食辛辣生冷后腹痛，痛即如厕，泻后痛减，便质干，呈羊粪状，每日 3～4 次，成形，偶有便秘，舌暗苔黄腻，脉弦滑数。中医诊断：反酸（肝胃不和证）。治法：疏肝和胃，降逆止酸。

处方　反流方加减

柴　胡 10g	麸炒枳壳 15g	白　芍 15g	法半夏 9g
陈　皮 10g	黄　连 6g	吴茱萸 1g	蒲公英 10g
莪　术 15g	川楝子 10g	乌　药 10g	干　姜 10g
防　风 10g	乌　梅 15g	炒白术 15g	山　药 20g
三　七 3g（冲服）	白　及 10g	益智仁 15g	盐补骨脂 10g
茯　苓 15g	竹　茹 10g	黄　芩 10g	葛　根 15g
栀　子 10g			

4 剂，水煎服，日 1 剂，早晚分服

二诊（2019 年 4 月 9 日）　患者服药后反酸缓解，食后如厕好转，现症见：偶有反酸，弯腰时明显，饭后胃脘痛，口干欲饮，大便干，舌暗红苔白，脉弦。守上方加减，减盐补骨脂，加北沙参 10g、麦冬 10g、瓜蒌 15g，麸炒枳壳加至 20g。7 剂，水煎服，日 1 剂，早晚分服。

按　《格致余论·阳有余阴不足论》曰："司疏泄者肝也。"以脾胃八法中升降及清法，方用反流方加减，四逆散疏肝和胃，调节升降，左金丸加竹茹清泻肝火，降逆止呕，黄芩、蒲公英等清热解毒。二诊中患者服药后反酸缓解，食后如厕好转，故上方去盐补骨脂，加北沙参、麦冬、瓜蒌润肠，加大麸炒枳壳用量以加大通便力度。本方妙在一处，反酸是胃气上逆，李晶教授并未单纯降逆，而是寓降于升中，升降同调，达到气机调和，是为治本。

案 2

郭某，男，45 岁，2018 年 10 月 25 日初诊。

主诉　反酸 3 月余。患者诉 3 个月前无明显诱因出现反酸烧心，伴胃脘不适，偶有恶心呕吐，纳食尚可，食后胃脘胀满，痞塞不舒，平素畏食生冷，喜温热之品，脚痛腰困，背部怕冷，眠可，小便正常，大便偏干，每日 1 次。舌暗红，苔薄舌根部微黄腻，脉弦。既往史：胆囊切除术后，慢性浅表性胃炎？中医诊断：反酸（寒热错杂证）。治法：辛开苦降，调中和胃。

处方　四逆散加味合化肝煎加减

柴　胡 12g	麸炒枳壳 15g	白　芍 15g	甘　草 6g
紫苏梗 15g	佛　手 10g	鸡内金 10g	陈　皮 10g
厚　朴 10g	佩　兰 10g	威灵仙 12g	通　草 8g
牡丹皮 12g	苦杏仁 9g	高良姜 6g	石见穿 15g
石菖蒲 15g	川楝子 6g	淫羊藿 12g	炙黄芪 12g

法半夏 9g	栀 子 10g	薏苡仁 15g	龙 胆 6g
王不留行 12g	白花蛇舌草 15g	黄 连 9g	浙贝母 15g
香 附 10g	旋覆花 10g		

3 剂，水煎服，日 1 剂，早晚分服

二诊（2018 年 12 月 24 日） 患者胃脘部疼痛，进食后加重，仍有反酸，甚则胃内容物反流出口，无明显烧心，背部冷感，追问病史，平素大便质偏稀，舌红苔白水滑，脉沉滑。上方去厚朴、淫羊藿、黄芪，加青皮 10g、莪术 10g、白术 10g、山药 20g、三七 3g。10 剂，水煎服，日 1 剂，早晚分服。

随访： 患者诉服药后，胃脘疼痛减轻，反流减轻不至出口，后背发冷改善，无明显反酸。

按 患者寒热错杂，气机升降失调，胃气上逆则恶心呕吐，反酸烧心。李晶教授认为需用"脾胃八法"中升法、降法、清法、补法，方以四逆散加味合化肝煎加减。化肝煎为明代医学家张景岳所创之方，列于《景岳全书·新方八阵·寒阵》之中，善解肝气之郁，平气逆而散郁火，肝气条达，气行郁开火降。《景岳全书》云："凡属有形之证，亦无非由气之滞，但得气行，则何聚不散。""但使经络通行，则木郁自散，是即谓之达也。"现代研究表明，化肝煎有杀灭幽门螺杆菌，升高胃内 pH 值，缓解平滑肌痉挛，改善胃动力，保护胃黏膜，改善胃黏膜下血液循环及促进溃疡愈合等作用。故临床见郁怒伤肝、郁而化火、幽门螺杆菌感染者辨证施以化肝煎加减，可取良效。

案 3

邓某，男，62 岁。2020 年 5 月 5 日初诊。

主诉 反酸 5 年余。患者 5 年前无明显诱因出现反酸，未予诊治。现饮食不适即反酸打嗝，胃胀，胸闷，咽部不适，口干口苦，易发口腔溃疡，纳食可，眠可，二便调。舌质红，苔薄黄，脉沉弦细。既往史：反流性食管炎 5 年余，过敏性鼻炎 10 余年。中医诊断：反酸（气阴两虚证）。治法：滋阴清热，补气健脾。

处方 慎柔养真汤合反流方加减

太子参 10g	白 术 15g	茯 苓 10g	甘 草 5g
山 药 30g	五味子 10g	北柴胡 10g	麸炒枳壳 15g
白 芍 15g	法半夏 9g	陈 皮 10g	黄 连 6g
吴茱萸 1g	蒲公英 10g	醋莪术 15g	川楝子 10g
乌 药 10g	干 姜 6g	黄 芩 10g	莲 子 10g
麦 冬 10g	威灵仙 10g	通 草 5g	刀豆壳 10g
柿 蒂 10g	白 及 10g		

5 剂，水煎服，日 1 剂，早晚分服

二诊（2020 年 5 月 10 日） 患者诉服药后诸症改善，反酸较前减轻，仍有口干，偶有打嗝，胃胀，饭后明显。大便偏干。舌质红，边尖红赤，舌苔黄腻，脉沉弦。上方麸炒枳壳改为 20g，黄连改为 9g，吴茱萸改为 2g，醋莪术改为 12g，白及改为 15g。加瓜蒌 10g，槟榔 10g。7 剂，服法同前。

按 本案患者反酸打嗝，患反流性食管炎，《素问遗篇·评热病论》曰："邪之所凑，其气必虚。"本案患者口干口苦，易发口腔溃疡，结合舌脉可辨为气阴两虚证，李晶教授认为此病属脾胃虚弱，胃失和降。临证常从"气阴两虚，气机不畅"来立论施治，需用"脾胃八法"中升法、降法、润法，以反流方（四逆散合左金丸加味）加减，加刀豆壳、柿蒂以升降同用，白及以保护胃黏膜，醋莪术、川楝子以行气活血。合慎柔养真汤以补气健脾，益气养阴，燥润相济，健脾化湿不伤阴，养阴收敛不留邪。二诊，患者仍有打嗝、胃胀、反酸，故加大行气之力，以及左金丸用量，加瓜蒌、槟榔以和胃化湿行气，润肠通便，以调胃气，通腑气，调理气机升降。

（七）腹痛

案 1

陈某，女，29 岁，未婚，2021 年 1 月 7 日初诊。

主诉　右下腹疼痛 1 月余。患者 1 个月前无明显诱因出现右下腹疼痛，未经治疗，今症状加重，为求彻底诊治，遂来求诊，现症见：右下腹疼痛，纳可，白带偏黄，月经正常，怕冷，腰困，月经期腰部酸困明显，大小便正常，微口干，多梦，舌质红苔微黄，脉沉滑。既往史：2020 年 12 月 7 日某人民医院诊断为非典型阑尾炎。查体：右下腹麦氏点压痛、反跳痛。西医诊断：慢性阑尾炎/盆腔炎；中医诊断：腹痛、肠痈（湿热瘀阻证）。治法：清热祛湿，活血止痛。

处方　薏苡附子败酱散合大黄牡丹汤加减

当　归 12g	白　芍 15g	川　芎 10g	茯　神 10g
泽　泻 15g	炒白术 15g	葛　根 10g	桂　枝 10g
麦　冬 15g	太子参 15g	薏苡仁 12g	法半夏 9g
防　风 10g	炙甘草 5g	陈　皮 15g	乌　梅 25g
败酱草 10g	大　黄 6g	牡丹皮 10g	燀桃仁 10g
冬瓜子 10g	黄　连 5g	盐补骨脂 12g	

7 剂，水煎服，日 1 剂，早晚分服

二诊（2021 年 1 月 16 日）　患者服药后诸症明显改善。服药后第 3 天腹痛消失，白带不多，腰酸减轻，饮食正常。精神可，一般情况良好，舌质红，少苔，中后部微黄腻，脉沉弦。上方去牡丹皮、桃仁、冬瓜子、黄连、盐补骨脂，大黄改为 3g，7 剂，水煎服，日 1 剂，早晚分服。

按　针对患者肠痈（慢性阑尾炎），应用薏苡附子败酱散合大黄牡丹汤治疗，施以清化之法。《外科正宗》卷三曰："肠痈者，皆湿热瘀血流入小肠而成也。"肠腑血络受损，瘀血凝滞化热，加上湿热蕴结于内，瘀热互结，血败肉腐而发。薏苡附子败酱散，出自《金匮要略》，其曰："肠痈之为病，其身甲错，腹皮急，按之濡，如肿状，腹无积聚，身无热，脉数，此为腹内有痈脓，薏苡附子败酱散主之。"主治肠痈已成。大黄牡丹汤，出自《金匮要略》，其曰："肠痈者，少腹肿痞，按之即痛，如淋，小便自调，时时发热，自汗出，复恶寒。其脉迟紧者，脓未成，可下之，当有血。脉洪数者，脓已成，不可下也。大黄牡丹汤主之。"方可泄热破瘀、散结消肿，治湿热瘀滞之肠痈初起。前方用治慢性阑尾炎，后方用治急性阑尾炎，两方合用，共治肠痈，薏苡附子败酱散去附子，恐其过于温燥而伤津，用当归、桂枝温阳治怕冷即可；大黄牡丹汤去芒硝，因患者腹中无燥屎，无需软坚之芒硝。方中薏苡仁、泽泻、败酱草、大黄、黄连也为脾胃八法之寒、化体现。

案 2

高某，女，8 岁，2020 年 11 月 27 日初诊。

主诉 上腹部疼痛 2 月余。患者于 2 个月前无明显诱因出现上腹部疼痛，当地诊所治疗（具体不详）后无明显改善，为求彻底诊治，遂来求诊，现症见：现仍上腹部疼痛，夜晚 10 点痛甚，胀痛伴刺痛，无矢气，纳可，眠可，二便调。舌质淡红，苔薄，脉沉细滑。中医诊断：腹痛（脾胃虚弱夹滞证）。治法：健脾益气，消滞止痛。

处方 平胃散合增液汤加减

麸炒苍术 6g	姜厚朴 5g	陈 皮 6g	甘 草 5g
玄 参 6g	麦 冬 8g	生地黄 8g	乌 梅 8g
防 风 6g	麸炒白术 8g	白 芍 8g	黄 连 2g
盐补骨脂 5g	山 药 10g		

7 剂，水煎服，日 1 剂，早晚分服

二诊（2020 年 12 月 10 日） 患者服药后诸症改善。初服药后矢气多，大便多。现在无排气，大便正常。白天腹痛基本消失，夜间较为明显。舌质红，舌苔微黄，脉沉细。上方改黄连为 3g，去盐补骨脂，5 剂，水煎服，日 1 剂，早晚分服。

按 此病是小儿无明显诱因下出现的上腹痛，从小儿的生理特性看，无外乎三不足而两有余，肺脾肾常不足，心肝常有余。小儿病夹滞、夹痰、夹惊。小儿脾常不足，故此病总属脾胃虚弱之证。脾胃虚弱则气运不足，无力推动肠腑，故无矢气；夜间 10 点属亥时，三焦经当令，主持诸气、疏通水道，诸气不通，壅结肠腑则发为疼痛；故本病重在健脾理气。方用平胃散合增液汤为主。两方润燥相兼，升降共调，增液汤增水，润大肠而化矢结；平胃散健脾胃且加强行舟之力，行气而扬帆。

案 3

赵某，女，55 岁，2019 年 6 月 4 日初诊。

主诉 腹部疼痛 1 月余。患者 1 个月前无明显诱因出现腹部疼痛，未予重视。现腹部疼痛，以脐周及上腹为重，按压时疼痛明显，无反跳痛，伴有胃脘部胀满，不欲饮食，喜热食，眠可，大便不成形且黏，饮食不当后尤重。舌淡红，苔黄腻，脉弦。查体：血压左 155/90mmHg，右 160/100mmHg。脐周，上腹压痛（+），无反跳痛。中医诊断：腹痛（寒热错杂证）。治法：清热祛湿，温里散寒。

处方 香砂六君子汤加减

香 附 10g	砂 仁 3g（后下）	太子参 15g	白 术 10g
茯 苓 10g	甘 草 6g	法半夏 9g	陈 皮 10g
黄 连 9g	丹 参 10g	莪 术 10g	蒲公英 10g
防 风 10g	白 芍 15g	乌 梅 15g	补骨脂 10g
吴茱萸 3g	葛 根 10g	黄 芩 10g	肉豆蔻 3g

五味子 10g　　栀　子 10g　　　　高良姜 4g　　北沙参 15g

3 剂，水煎服，日 1 剂，早晚分服

二诊（2019 年 6 月 7 日）　患者诉服上方，诸症缓，腹痛减，纳食较前好转，大便不成形、黏较前改善，舌淡红，苔黄腻，脉弦。上方去丹参、补骨脂、吴茱萸、肉豆蔻、五味子，改砂仁 5g（后下），加石斛 10g、麦冬 15g、旋覆花 10g、川楝子 3g、石菖蒲 10g、石见穿 10g，6 剂，水煎服，日 1 剂，早晚分服。

按　《黄帝内经》云"正气存内，邪不可干"，李晶教授认为脾胃病以脾虚为本，寒化、热化常见，又可夹痰、瘀、郁、湿、食等证。故临证常以健脾益气为基础，寒温并用，灵活用药，不拘泥于一术。本案以香砂六君子汤为主方，健脾益气，以恢复脾胃功能；香附合高良姜取良附丸之意，以温胃理气止痛；葛根芩连汤寒温并用。临证见食冷后腹泻，或喜热食，或平素食热饮多，李晶教授常加良附丸以温中散寒，顾护脾胃，可取得较好的效果。

（八）便秘

案 1

张某，女，64 岁，于 2019 年 3 月 18 日初诊。

主诉　反复大便不畅 10 余年，加重 1 周。患者于 10 年前无明显诱因出现大便不畅，未经治疗，今为求彻底诊治，遂来求诊，现症见：大便不畅，3～4 日 1 行，质干，状如羊屎，排便费力，伴腹部胀满，呃逆，口干不欲饮水，肢倦乏力，手足心热，平素口疮反复发作，纳差，眠可，小便调，舌偏暗苔黄厚微腻，脉弦细。既往体健。中医诊断：便秘（气阴两虚证）。治则：益气滋阴，导滞通便。

处方　慎柔养真汤加减

太子参 10g　　黄　芪 10g　　　　炒白术 10g　　炒白芍 12g
山　药 15g　　莲　子 10g　　　　麦　冬 15g　　五味子 10g
炙甘草 10g　　乌　梅 20g　　　　山　楂 10g　　石　斛 10g
茯　苓 10g　　醋龟甲 10g（先煎）　女贞子 10g　　黄　连 6g
防　风 10g　　北沙参 15g　　　　麸炒枳壳 15g　瓜　蒌 10g
炒麦芽 15g　　旋覆花 10g（包煎）　代赭石 10g（先煎）

7 剂，水煎服，日 1 剂，早晚分服

二诊（2019 年 3 月 25 日）　患者诉服药后便秘好转，1～2 日 1 行，大便成形质软，呃逆减轻，腹胀、口干减轻，口疮已消失。舌淡红苔微黄腻，脉弦细。予上方加陈皮 10g。7 剂，水煎服，日 1 剂，早晚分服。

按　《景岳全书·秘结》曰："秘结证，凡属老人、虚人、阴脏人及产后、病后、多汗后，或小水过多，或亡血失血、大吐大泻之后，多有病为燥结者，盖此非气血之亏，即津液之耗。"《万病回春·大便秘》曰："久病患虚，大便不通者，是虚闭也。"津少者滋润之。老年人之便秘，无非脾胃虚弱，气阴两伤，阴火旺胜，故选用慎柔养真汤益气养阴作为基础方加减，投以润法，消补兼施，升降并调，气阴兼顾，润而不燥，使其肠道通达无忧。

案 2

刁某，男，57 岁，2020 年 12 月 15 日初诊。

主诉 反复大便不畅 2 年余。患者 2 年前出现排便不畅，未予诊治。现排便困难，便质不干，数日一行，排不净感，且伴有腹胀，无腹痛，无肛周疼痛，口有异味，无口干、口苦。动则身汗出，偶见腰痛。精神可，纳眠可，小便正常，舌质红，苔黄腻，脉弦细。中医诊断：便秘（脾胃虚弱证）。治法：健脾和胃，理气通便。

处方 香砂六君子汤加减

党 参 12g	白 术 15g	法半夏 9g	陈 皮 10g
麸炒枳壳 15g	砂 仁 3g（后下）	醋莪术 10g	茯 苓 10g
木 香 10g	姜厚朴 10g	白 芍 15g	鸡内金 10g
麸炒苍术 10g	防 风 10g	乌 梅 25g	黄 连 5g
盐补骨脂 15g	山 药 20g	石菖蒲 15g	地 榆 15g
葛 根 10g	黄 芩 10g		

7 剂，水煎服，日 1 剂，早晚分服

二诊（2021 年 1 月 7 日） 患者诉服药后诸症改善，排便顺畅，无腹痛、腹胀，动则汗出明显好转，腰痛缓解。口有异味缓解，饮食正常。精神可，一般情况良好，舌质红，舌苔中后部黄腻，脉沉弦。上方去盐补骨脂，醋莪术改为 8g，石菖蒲改为 12g，地榆改为 10g。加益智仁 12g，徐长卿 10g，干姜 5g。7 剂，水煎服，日 1 剂，早晚分服。

按 本案患者脾气虚弱，大肠燥热，失于濡养而传导无力。"浊气在上，则生䐜胀"，可见腹胀、口有异味。舌红苔黄腻，可见夹有湿热。应用"脾胃八法"中补法、升法、降法及清化之法。《景岳全书》曰："凡属老人、虚人、阴脏人，及产后、病后便秘者不可轻用芒硝、大黄、巴豆、牵牛、芫花、大戟等药，及承气、神芎等剂。虽今日暂得通快，而重虚其虚，而致根本日竭，则明日之结必将更甚，愈无可用之药矣。"李晶教授对此虚秘患者，常消补兼施，调气机升降，辨证施药。方中党参、白术以益气健脾，助脾之运化，合鸡内金、木香消补兼施，以补为重。合法半夏、厚朴、枳壳等升降同用，以生清阳，降胃气，通腑气。黄连苦降，砂仁辛温，辛开苦降。加葛根、黄芩、地榆以清肠热凉血。全方升降并用，消补兼施，以健脾和胃，助脾胃运化恢复，调理气机，使升降有序，以通腑气。

案 3

蔡某，女，68 岁，2019 年 7 月 18 日初诊。

主诉 排便困难 1 年余。患者诉 1 年前与人发生争吵后出现排便困难，呈颗粒状，今为求进一步诊治，来门诊就诊。现排便困难，颗粒状便，伴纳差、烧心反酸、干呕，口干口苦，口有异味，平素易急躁，头痛、头晕，晨起手抖，眠可，小便正常。舌质淡红，苔白腻，脉沉弦，右关浮滑。既往史：行胃切除术 20 年余。中医诊断：便秘（肝郁气滞、胃阴不足证）。治法：疏肝行气，滋阴通便。

处方 四逆散加减

北柴胡 10g	麸炒枳壳 10g	甘 草 6g	白 芍 10g

法半夏 9g	太子参 15g	南沙参 15g	北沙参 15g
决明子 15g	连　翘 10g	蒲公英 10g	郁李仁 12g
火麻仁 12g	炒桃仁 10g	苦杏仁 9g	郁　金 10g
陈　皮 10g	茯　苓 15g	泽　泻 20g	乌　梅 20g
防　风 10g	炒白术 10g		

5 剂，水煎服，日 1 剂，早晚分服

二诊（2019 年 7 月 23 日）　患者诉服药后诸症改善，大便通畅，日行 1 次，便后有下坠感。无呕吐，仍有打嗝，头晕，嗜睡，神疲乏力，胃纳尚可，口干口黏。舌质淡红，苔白腻，脉沉弦。上方麸炒枳壳改为 15g，加山楂 10g、黄芪 10g。7 剂，水煎服，日 1 剂，早晚分服。

按　患者老年女性，平素性急，肝木乘脾土，津液输布失常而发便秘。肝气郁结时，气机不畅，或气郁化火伤津，使津液成痰，痰湿内滞，导致肠道气机阻滞，出现便秘。李晶教授用以升降之法，常以四逆散加减施治，四逆散是行气的基础方，透邪解郁、疏肝理脾，使气血调畅，具有调畅情志、推动胃肠蠕动的作用。临床常见以气机不畅所见各种病症，常以四逆散为基加减，调节气机升降，以取良效。

第三节　失　眠　病　证

一、治失眠四法

失眠是指对睡眠时间和（或）质量不满足并影响日间社会功能的一种主观体验。失眠已成为一个重大的公共卫生问题，严重影响大众身心健康、脑思维、记忆、创新性功能和社会活动功能等。我根据临床疗效观察将顽固性失眠的治法总结为"安神四法"。

（一）疏肝解郁化痰法

五脏皆使人不寐，非独心也，以肝郁为主，患者素体肝气偏旺是发病的基本条件，内伤七情则是诱发条件（包括争吵、受惊、学习、工作压力大、精神刺激等）。肝伤则气机郁滞、津液运行不畅聚而为痰，痰气交阻，扰于心神，神不安宅而发。此类患者多表现为入睡困难，睡眠轻浅，多梦易醒，日间头痛头晕，精神疲惫，焦虑抑郁，伴有胸胁苦满、善太息、乳房胀痛、咽中如有炙脔等表现；月经不调，或先期或后期，经量或多或少；大便溏结不调，舌红苔白边有齿痕，脉弦。治以疏肝解郁化痰，在临床上常用半夏厚朴汤合四逆散加减治疗。方中半夏尤能化痰散结，厚朴长于行气开郁，并可消逐痰，两者相配则痰气并治，茯苓健脾渗湿以杜生痰之源，更可宁心安神；紫苏叶辛香舒解郁结而调和情志，且可利气消痰；少佐辛温之生姜，开散郁结、消除痰水，并制半夏之毒；再合四逆散增强疏肝解郁之力。全方合用，疏肝解郁，理气化痰，行中有降，是治疗失眠气滞痰凝的主方。临床中，若肝郁明显者加合欢花、郁金、木蝴蝶；肝郁化火者加牡丹皮、栀子、知母、连翘、黄芩；心肝血虚者加当归、熟地黄、川芎、酸枣仁；夜间难以入眠甚者加灵磁石、龙骨、牡蛎；血瘀明显者加葛根、川芎、桃仁、合欢皮；身体疼痛者加桂枝、鸡血藤、威灵仙；纳差者加山楂、炒谷芽、炒麦芽；悲伤欲哭者加甘麦大枣汤等。

（二）清火开窍重镇法

很多不寐患者多属郁而化火，以郁为主者，宜调气开郁，气调则火亦降，以火为主者，宜清火开窍，火降则气调。此类患者表现为夜不能寐，坐卧不安，精神亢奋，无明显疲惫感，但记忆力明显下降，注意力不能集中；常伴胸胁胀满疼痛，善太息，口干苦，口舌生疮，头胀痛，喜食辛辣油腻，大便干结；或月经前期色红。舌红或暗，苔黄腻，脉弦滑。其病机总为气郁化火，治以疏肝清肝、开窍重镇安神，方以柴胡加龙骨牡蛎汤加减治疗。方中以柴胡和解少阳畅达三焦，泻肝胆郁热；龙骨、牡蛎重镇潜阳；栀子、淡豆豉清宣郁热、解虚烦懊恼；石菖蒲、远志养心神、安魂魄；酸枣仁、柏子仁养心安神；合欢花、百合解郁以悦心安神；炒二芽、连翘疏肝散结解郁等。全方疏肝清肝，重镇安神。临床中，若火热明显者加黄连、大黄、连翘；痰热明显者加浙贝母、瓜蒌、竹茹；肝阳上亢者加天麻、钩藤、珍珠母；肝血虚者加白芍、当归、夜交藤；肝阴虚者加熟地黄、当归、沙参、麦冬；血瘀者加桃仁、红花、丹参；便秘者加瓜蒌、枳实、大黄；月经量多色红有块者加茜草、紫草等。

（三）活血化瘀行气法

平素情绪不畅者，肝失疏泄，初则气机郁结，日久必致气滞血瘀，神明受扰而失眠。此类患者临床表现为难以入睡，多梦，白天有头晕头痛，工作能力减退，自感疲乏但不得寐，大便秘结，舌暗或青紫，或有瘀斑，舌下络脉迂曲，脉涩或弦。治以活血化瘀行气，方用血府逐瘀汤加减。方中桃仁、红花、赤芍活血化瘀；生地黄、当归养血益阴，清热活血；牛膝引血下行；桔梗、枳壳，升降相因，合川芎增强行气之力；柴胡疏肝解郁，升达清阳，与桔梗、枳壳同用，使气行则血行。临床中，若精神亢奋难以入眠者加珍珠母、龙骨、牡蛎；血瘀明显者加合欢皮，丹参、郁金、地龙、川芎；心肝血虚者加熟地黄、酸枣仁、柏子仁；肝郁明显者加苏梗、薄荷等。

（四）滋阴补阳调和法

失眠总病机为阳盛阴衰，阴阳失交。一为阴虚不能纳阳，一为阳盛不得入于阴。在临床失眠的诊治过程中，要重视阴阳调和。此类多为更年期患者，临床表现为夜间入睡困难，辗转反侧，睡眠时间短，情绪变化无常，易躁易怒，缺乏耐心，前额、手足心、背部等处烘热汗出，以午后和夜间多见，日间精神疲惫，思维迟钝，舌红，脉弦。治以调和阴阳，方用二仙二至汤（自拟）加减。淫羊藿、仙茅温肾阳、补肾精、调冲任；墨旱莲补肝肾之阴、又凉血止血；女贞子滋补肝肾之阴。全方阴阳调和，常可获显效。临床中，若难以入睡、睡眠轻浅者加酸枣仁、柏子仁、龙骨、牡蛎；疲劳明显者加仙鹤草、威灵仙、麻黄、熟地黄；阳虚明显者加干姜、炮附子；阴虚者加熟地黄、百合、桑椹；身热明显者加地骨皮、牡丹皮、知母、黄柏；汗多者在清虚热的基础上加五味子、浮小麦、生牡蛎等。

二、医案精选

案1

孙某，男，67岁，2019年10月10日初诊。

主诉　失眠3年。3年前无明显诱因出现失眠，曾口服中药（具体不详）及"右佐匹克隆片"，效差。近来彻夜不寐，偶头痛，3个月来体重下降5kg，平素性情急躁，纳可，二便调。舌暗苔黄厚腻，舌下络脉迂曲，脉律不齐，强弱不等，脉结代。既往史：心功能不全；肺结节，钙化灶；2007年于山西某肿瘤医院行"结肠息肉切除术"。中医诊断：不寐（气滞血瘀、湿热内蕴证）。治法：行气活血化瘀，清热利湿。

处方　血府逐瘀汤合三仁汤加减

当　归10g	地　黄15g	桔　梗6g	柴　胡10g
牛　膝10g	赤　芍10g	麸炒枳壳10g	桃　仁10g
红　花10g	炒柏子仁12g	炒酸枣仁15g	薏苡仁15g
炒苦杏仁9g	肉豆蔻10g	法半夏9g	厚　朴10g
滑　石10g	通　草5g	淡竹叶6g	桑　叶10g
天　麻10g	蝉　蜕10g		

4剂，水煎服，日1剂，早晚分服

二诊（2019年10月14日）　患者诉服药后夜寐转佳，现可入睡4小时余，畏寒，不可进食寒凉之物，大便质中，每日2次。舌淡暗苔黄厚腻，脉结代。守上方加减，改赤芍为白芍10g，加高良姜10g、醋香附10g、川芎10g，去红花。7剂，水煎服，日1剂，早晚分服。

三诊（2019年10月24日）　服药后现夜间可入睡4～5小时，二便调。久病经多法治疗而不效者，殆与气血失衡有关，经上方调其血气令其条达，所患顿平，故疑难病从气血论治大多可取。

按　患者老年，久患不寐，屡治无效。除彻夜不寐外，尚有心、肺等多系疾病，李晶教授抓住"久病必有瘀，怪病必有瘀"，以"活血化瘀行气"为法，取血府逐瘀汤加减，更加薏苡仁、炒苦杏仁、肉豆蔻等兼顾湿热之象，其证治思路明晰，程序井然，值得师法。

案2

宋某，女，58岁，2017年11月27日初诊。

主诉　入睡困难1年余。患者1年前消化道大出血后出现入睡困难，睡眠时间短，伴心情焦虑。现夜寐约4小时，神疲，精神差、心烦，头晕目眩，双眼干涩，口干、口苦、口渴欲饮，纳可，大便秘结，数日1行。舌淡苔白，脉细。中医诊断：不寐（营血亏虚，心神失养证）。

处方　柴胡加龙骨牡蛎汤合酸枣仁汤加减

柴　胡 10g	龙　骨 20g（先煎）	牡　蛎 20g（先煎）	黄　芩 10g
法半夏 9g	炒柏子仁 10g	炒酸枣仁 15g	桂　枝 10g
茯　苓 10g	葛　根 10g	川　芎 10g	石菖蒲 15g
郁　金 10g	远　志 10g	炒谷芽 15g	炒麦芽 15g
苦　参 10g	合欢花 10g	百　合 15g	麸炒枳壳 20g
瓜　蒌 20g	连　翘 10g	决明子 15g	炒莱菔子 20g
通　草 5g	甘　草 6g		

3 剂，水煎服，日 1 剂，早晚分服

二诊　服药 3 天后前来复诊。患者自诉服药后睡眠较前改善，精神较前好转，醒后无头晕症状，偶有心烦，大便 2 日 1 行，质中。舌淡苔白，脉细。上方加栀子 10g，淡豆豉 10g，继服 7 剂，睡眠渐安。

按　肝藏血，人卧则血归于肝。若年老体虚，或大病失血，致使血亏气郁，血难归肝，肝魂失养而难眠。《难经·四十六难》曰："老人血气衰，肌肉不滑，营卫之道湿，故昼日不能精，夜不得寐也。"症见终日困倦而难以入眠，或少睡即醒，不再入睡；兼有面色少华，头晕目眩，神萎健忘，舌淡苔薄白，脉细弱。取李晶教授之"滋阴补阳调和法"，治当补肝养血，疏肝开郁。李晶教授以柴胡加龙骨牡蛎汤为主方，方中"叠方"酸枣仁汤，取酸枣仁养血以补肝体，川芎畅血气而顺肝用，一收一散，有相得益彰之功。

案 3

白某，女，46 岁，2019 年 2 月 28 日初诊。

主诉　入睡困难 5 年余。患者 5 年前无明显诱因出现入睡困难，呈进行性加重，现夜寐仅 2～3 小时，平素多思虑，心情抑郁，胆怯易惊，多梦易醒，神疲，多汗，口干欲饮，口苦而黏，胃纳可，大便每 3 日 1 行。舌红略暗，苔白黄腻，脉弦滑。中医诊断：不寐（肝胆痰热，肝气郁结证）。治法：疏肝利胆，清热祛痰。

处方　柴胡加龙骨牡蛎汤合黄连温胆汤加减

柴　胡 10g	龙　骨 15g（先煎）	牡　蛎 15g（先煎）	黄　芩 10g
法半夏 9g	陈　皮 10g	黄　连 9g	茯　苓 10g
枳　壳 15g	竹　茹 6g	炒柏子仁 15g	炒酸枣仁 15g
桂　枝 10g	葛　根 10g	川　芎 10g	石菖蒲 15g
郁　金 10g	远　志 10g	炒谷芽 15g	炒麦芽 15g
苦　参 10g	合欢花 10g	百　合 15g	甘　草 6g
磁　石 15g	薏苡仁 15g		

7 剂，水煎服，日 1 剂，早晚分服

二诊　服药 7 剂后前来复诊。服药后睡眠好转，可睡 6 小时，多梦，平素易多惊，原方迭进 14 剂收功。

按　《备急千金要方》云："胆腑者，主肝也，肝合气于胆，胆者，中清之腑也。"又李东垣言："胆者，少阳春生之气……故胆气春升，则余脏从之。"故"凡十一脏，取决于胆也"。胆为中正之腑，喜宁谧而恶烦扰，喜柔和而恶壅郁，肝胆之气主生升，以舒畅条达为顺。患者多思虑，心情抑郁不解，久而久之，必伤少阳温和之气，胆失中正决断、疏泄条达之职，而胆虚生怯，气郁生涎，生痰化火，痰热内蕴，扰动君火，神不守合，变化无穷而致诸症。李晶教授治以"清火开窍重镇法"，在柴胡加龙骨牡蛎汤的基础上合黄连温胆汤，诸药合用，胆气自和，心神自安。

案 4

杨某，女，47 岁，2018 年 8 月 30 日初诊。

主诉　失眠半年余。患者半年前无明显诱因出现少寐多梦，不易入睡，睡后易醒，阵阵烦躁汗出，平素情绪波动较大，怕冷，纳可，二便调。舌红苔白，脉弦细数。中医诊断：不寐（心肾不交证）。治法：交通心肾。

处方　柴胡加龙骨牡蛎汤合交泰丸加减

柴　胡 10g	龙　骨 15g（先煎）	牡　蛎 15g（先煎）	黄　芩 10g
法半夏 9g	炒柏子仁 15g	炒酸枣仁 15g	桂　枝 10g
茯　苓 10g	葛　根 10g	川　芎 10g	石菖蒲 15g
郁　金 10g	远　志 10g	炒谷芽 15g	炒麦芽 15g
苦　参 10g	合欢花 20g	百　合 15g	甘　草 6g
黄　连 9g	肉　桂 1g		

7 剂，水煎服，日 1 剂，早晚分服

二诊（2018 年 9 月 11 日）　患者诉药后睡眠较前好转，睡后不易醒，入睡稍困难，偶有烘热汗出，心烦，舌红苔薄白。故上方加北沙参 15g、麦冬 15g、栀子 10g、淡豆豉 10g，继服 7 剂，以滋阴、清火、除烦、安神。

按　患者为中年妇女，肾水亏虚，不能上济于心，心火炽盛，则心烦、舌红；心火扰动心神，则少寐多梦，入睡困难；多梦易醒，烦躁汗出，脉弦细数，为阴虚之象，故辨为心肾不交之证。不寐之心肾不交证主要责之于肾水亏虚，不能上济于心；心火炽盛，不能下交于肾；水火不相济，则夜不能寐。李晶教授方用柴胡加龙骨牡蛎汤合交泰丸加减，通过柴胡龙骨牡蛎汤重镇安神，取苦寒、入手少阴心经的黄连，降心火以制偏亢之心阳，用辛热、入足少阴肾经的肉桂，暖水脏以扶不足之肾阳；如此寒热并用，心火不炽则心阳自能下降，肾阳得扶则肾水上承自有动力。水火既济，交泰之象遂成，夜寐不宁等症便可自除。

案 5

贾某，男，37 岁，2019 年 8 月 22 日初诊。

主诉　失眠 1 年余。患者 1 年前无明显诱因出现难以入睡，就诊于某医院，予口服"黛力新、阿普唑仑片、米氮平片、艾司唑仑"等药物（具体用量不详），服药后睡眠有改善，停药则加重，现为求中医治疗来诊，现症见：寐差，汗多，无昼夜区别，无明显口干口苦，胃纳可，二便调。平素情志不畅。舌暗，苔白腻，舌下络脉迂曲，脉弦滑。中医诊断：不寐（痰气交阻证）。治法：疏肝理气，健脾化痰。

处方　半夏厚朴汤合四逆散加减

法半夏 9g	厚　朴 10g	紫苏叶 10g	茯　苓 10g
柴　胡 10g	枳　壳 10g	白　芍 15g	甘　草 6g

连 翘 10g	栀 子 10g	黄 芩 10g	淡豆豉 10g
炒谷芽 30g	炒麦芽 30g	牡 蛎 15g（先煎）	龙 骨 15g（先煎）
柏子仁 15g	酸枣仁 15g	郁 金 10g	丹 参 10g
石菖蒲 15g	远 志 10g	蝉 蜕 10g	炒僵蚕 10g
天 麻 10g	菊 花 10g		

4剂，水煎服，日1剂，早晚分服

二诊（2019年8月26日） 患者诉现已停安眠药、抗抑郁药，近2日睡眠尚可，汗出较前改善。舌淡暗苔薄白。上方去菊花，加桑叶10g，7剂，水煎服，日1剂，早晚分服。

三诊（2019年9月16日） 患者诉药后睡眠较前明显改善，入睡安稳，汗出减少，精神状态明显改善。舌淡苔薄黄。上方加菊花10g、黄连6g、苍术10g，7剂，水煎服，日1剂，早晚分服。

按 患者失眠1年余，平素情志不畅，肝气郁滞，木郁则侮土，脾胃升降失司，水液输布失常，中焦水湿内停，故苔白腻，脉弦滑。当治以"疏肝解郁化痰法"，选方半夏厚朴汤，辛苦并用，辛以开散郁结，苦以燥湿降逆，合而理气和中，化痰降逆；合四逆散以疏解肝气郁滞；再加远志、石菖蒲以祛痰、安神益智；舌暗，舌下络脉迂曲，加丹参、僵蚕以活血通络。诸药合用，共奏疏肝解郁、和中安神之功。安眠药、抗抑郁药、抗焦虑药等药物本为良药，然常有患者不规律服用，且长期服安眠药，亦可致药物依赖、药量增加，甚则药源性失眠，针对此类患者，李晶教授常以半夏厚朴汤合四逆散为底方治之。

案6

董某，女，28岁，2017年12月11日初诊。

主诉 入睡困难半年余。患者诉半年来每于夜间难以入睡，多梦纷纭，睡后易醒，平素情绪波动较大。未予重视，未经治疗，今为求进一步诊治，遂来就诊。现症见：心烦少寐，多梦，夜间仅可入睡2～3小时，伴口干口苦，胸膈满闷，善太息，偶觉怕冷，纳可，二便调。舌质红苔黄腻，脉弦滑。中医诊断：不寐（肝郁气滞，心神不宁证）。治法：疏肝解郁，宁心安神。

处方 半夏厚朴汤加减

法半夏 9g	厚 朴 10g	紫苏叶 10g	茯 苓 10g
栀 子 10g	麸炒枳壳 10g	甘 草 6g	黄 芩 10g
连 翘 10g	炒柏子仁 15g	炒酸枣仁 15g	醋香附 10g
旋覆花 6g	牡 蛎 15g（先煎）	黄 连 6g	肉 桂 1g
炒白芍 12g	阿 胶 5g（烊化）		

3剂，水煎服，日1剂，早晚分服

二诊（2017年12月14日） 患者自诉服药后睡眠明显改善，入睡较前易，夜间23时可渐渐入睡，凌晨3～4时醒，仍多梦，口干欲饮，大便不畅，舌质红苔根黄腻，脉弦滑。四诊合参，均提示有痰热之象，当清热化痰，健脾安神，故上方黄连加量为9g，加竹茹6g、陈皮10g、龙眼肉10g、太子参10g、当归10g、远志10g。4剂，水煎服，日1剂，早晚分服。

三诊（2017年12月18日）　患者药后夜寐好转，偶有情志不畅，舌紫暗，黄苔褪，左舌边有瘀斑，脉弦滑。上方去阿胶，加丹参10g、珍珠母10g、合欢花10g。7剂，水煎服，日1剂，早晚分服。

四诊（2017年12月28日）　服用前方后夜寐良好，偶有病情反复，夜间可入睡6小时余，饮食可，二便调，舌淡红，苔白，脉弦。药后诸症减，上方加薏苡仁15g，继续服用7剂巩固疗效。

按　患者平素情志不畅，肝气郁结，中焦气机不畅，故胸膈满闷，善太息，久则气郁化火，炼津成痰，气滞痰凝，痰热扰其心神，故失眠多梦，舌质红苔黄腻，脉弦滑，皆为肝郁气滞，痰热扰心之象。治病必求于本，李晶教授常以半夏厚朴汤行气解郁，故此方以半夏厚朴汤为底方，合以醋香附增强疏肝之效，栀子、黄芩、黄连、连翘清心火，牡蛎重镇安神，竹茹清热化痰，再加炒酸枣仁、炒柏子仁、龙眼肉、远志等养心安神之品，药到而病自愈。

第四节　其他病证

（一）眩晕

案1

贾某，男，65岁，2019年3月26日初诊。

主诉　间断头晕伴耳鸣20年。患者20年前无明显诱因出现头晕耳鸣，间断发作，未行系统治疗。患者诉头晕耳鸣，手足心热，口干不欲饮水，小腹及膝以下怕冷，眠差，睡眠轻浅，醒后乏力，小便黄，大便质黏，偏稀，每日1次，平素情绪起伏大。舌红苔中后黄腻，舌边剥落，脉弦细数。既往史：高血压病史20余年，规律口服降压药"硝苯地平"30mg，每日1次，控制欠佳。左侧甲状腺切除术后4年。辅助检查：血压160/90mmHg。诊断：眩晕（肝阳上亢证）。治法：镇肝潜阳，息风止眩。

处方　镇肝熄风汤合天麻钩藤饮加减

白　芍15g	天　冬15g	玄　参10g	醋龟甲15g
代赭石10g（先煎）	茵　陈10g	龙　骨15g（先煎）	牡　蛎15g（先煎）
炒麦芽15g	炒谷芽15g	牛　膝10g	炒川楝子6g
天　麻10g	钩　藤10g（后下）	杜　仲10g	益母草10g
茯　苓10g	栀　子10g	黄　芩10g	柴　胡10g
白　术10g	山　药10g	莲　子10g	黄　芪10g
麦　冬10g	五味子10g	炙甘草10g	太子参15g
乌　梅20g	防　风10g		

7剂，水煎服，日1剂，早晚分服

按　此类阴虚阳亢、湿热并存之证，李晶教授认为单一的方无法达到较好的效果，常常采用复方。故以镇肝熄风汤镇肝息风、滋阴潜阳，慎柔养真汤健脾益气、滋养脾阴，以脾为三阴之长，脾阴足，自能灌溉诸脏腑，脾气健运则湿得以化；栀子、黄芩助清火，天麻、钩藤助潜阳，杜仲、益母草益肝肾之亏损，取天麻钩藤饮之意。

案2

常某，男，55岁，2019年9月16日初诊。

主诉 头晕乏力1个月。患者诉近1个月出现阵发性头晕，无视物旋转，无恶心呕吐，无头痛，自觉疲乏无力，口干，胃纳可，睡眠尚可，大便黏腻，每日1～2次。近2年体重下降4.5kg。舌暗苔黄腻，脉滑数。既往史：高血压病史5年，未规律用药治疗。个人史：饮酒史35年余，白酒150ml/d。体格检查：血压左145/98mmHg，右140/100mmHg；皮肤划痕试验（+）。中医诊断：眩晕（湿热内蕴证）。治法：清热利湿。

处方 四妙散合化肝煎合增液汤加减

薏苡仁10g	苍 术10g	黄 柏10g	牛 膝10g
青 皮10g	陈 皮10g	栀 子10g	牡丹皮10g
浙贝母10g	泽 泻10g	白 芍10g	虎 杖10g
玄 参10g	地 黄15g	麦 冬15g	黄 连9g
麸炒枳壳15g	瓜 蒌10g	醋香附10g	川 芎10g
柴 胡10g			

7剂，水煎服，日1剂，早晚分服

按 《黄帝内经》云"诸风掉眩，皆属于肝"，眩晕一病，当必不离肝，然临床之证，非皆由肝阳上亢、肝风内动而致，中焦之清阳不升亦可致之。患者饮酒史35年余，每日饮酒量大，酒多湿热，结合患者舌脉，可知本证为湿热内蕴中焦，清阳不升，清窍失养。对于湿热内蕴所致的眩晕，当清利湿热为主，《本草衍义补遗》中对酒描述为"湿中发热近于相火"，故方中以四妙散清湿热；患者血压亦偏高，高血压可从肝论治，故合化肝煎清肝胃之热；治疗中焦湿热，不可一味清利，当升降并调，清气升则浊气降，合以柴胡、枳壳，助其升降；《本草纲目》云"痛饮则伤神耗血，损胃亡精，生痰动火"，《金匮要略》云"热之所过，血为凝滞"，可见痰浊、瘀血为湿热易夹杂之邪，结合患者舌暗，故合瓜蒌、川芎、香附以兼治痰瘀；吴鞠通云"湿热多伤脾胃之阴"，湿热亦可致阴虚，上方诸药大都为清热之品，故合以增液汤以固护胃肠之阴，合黄连以坚阴厚肠，又可祛湿除热。

（二）胸痹

案1

曹某，女，57岁，2019年9月16日初诊。

主诉 间断胸部憋闷10余年。患者10年前生气后出现胸部憋闷不适，无疼痛，平素自行间断服用"黛力新"10余年，效果不佳。现症见：间断胸部憋闷，食后胃脘胀满，眠差，睡后易醒，精神差，偶头晕，大便质干，每日1行，舌红少苔，脉弦细。中医诊断：胸痹（肝郁气滞证）。治法：疏肝解郁，行气宽胸。

处方　半夏厚朴汤合四逆散加减

法半夏 9g	厚　朴 10g	紫苏叶 10g	茯　苓 10g
柴　胡 10g	麸炒枳壳 15g	白　芍 15g	甘　草 6g
栀　子 10g	淡豆豉 10g	连　翘 10g	黄　芩 10g
炒谷芽 30g	炒麦芽 30g	玄　参 10g	地　黄 10g
麦　冬 15g	黄　连 6g	瓜　蒌 10g	薤　白 10g
天　麻 10g	桑　叶 10g	蝉　蜕 10g	

7剂，水煎服，日1剂，早晚分服

按　患者平素情绪起伏较大，肝气不舒，气机郁滞，木壅土郁，横逆犯脾，脾气受损，运化失常，聚湿成痰；久则气郁化火，炼津成痰，痰气痹阻于胸中，发为胸痹。故以半夏泻心汤合四逆散加减疏肝解郁、理气化痰、宽胸散结。患者眠差，炒谷芽、炒麦芽一阴一阳，既可调节阴阳平衡，又可养心安神。

案2

高某，男，41岁，2019年6月10日初诊。

主诉　胸部憋胀1年余。患者诉1年前无明显诱因出现胸部憋胀，未至医院系统诊治。现胸部憋胀，无疼痛，无皮疹，皮下无出血点，大便难，质中，3日1行，自觉排便后胸部憋胀感减轻，纳可，眠可，舌淡红苔薄黄，脉右寸实大。既往无外伤史。辅助检查：2019年4月15日胸部CT示未见明显异常。中医诊断：胸痹（上焦郁闭证）。治法：宣降通腑，行气通痹。

处方　上焦宣痹汤合半夏泻心汤加减

淡豆豉 10g	郁　金 10g	枇杷叶 10g	射　干 10g
通　草 5g	浙贝母 10g	法半夏 9g	黄　芩 10g
黄　连 6g	干　姜 6g	麸炒枳壳 20g	厚　朴 10g
炒紫苏子 10g	茯　苓 10g	决明子 10g	瓜　蒌 15g
栀　子 10g	甘　松 10g	薤　白 10g	丹　参 10g

7剂，水煎服，日1剂，早晚分服

按　肺与大肠相表里，吴鞠通在《温病条辨》中将张仲景治疗阳明腑实证的大承气汤加以化裁，创立了宣白承气汤，用于治疗肺气不降而致的腑气不通，上下同治，有提壶揭盖之意；由此思考，当肺气郁闭时，若腑气不通，可通过通腑气而宣肺气。故李晶教授以上焦宣痹汤轻宣肺痹，再合以通下之瓜蒌、枳壳，通降腑气以助肺之宣降，合半夏泻心汤辛苦并用调中焦之气机，全方三焦同调，使气机调畅，而胸痹自除。

案3

罗某，男，68岁，2020年8月13日初诊。

主诉　间断胸闷伴乏力1年，加重1周。患者1年前无明显诱因出现胸闷，伴乏力，未至医院系统诊治。1周前患者胸闷再次发作，遂就诊。现胸闷、心慌，睡眠差，不易入睡，胃纳正常，无口干口苦，大便每日2～3次。曾服抗焦虑药，具体药物不详。既往史：患有"冠状动脉粥样硬化性心脏病"5年。舌质红，苔薄，脉沉弦细。血压136/73mmHg，脉搏

76 次/分。中医诊断：胸痹（气阴两虚，心血瘀阻证）。治法：滋阴补气，活血通络。

处方　冠心一号方加减

太子参 15g	丹 参 10g	川 芎 10g	麦 冬 15g
醋五味子 10g	郁 金 10g	茯 神 10g	生珍珠母 15g
柏子仁 10g	酸枣仁 15g	赤 芍 10g	白 芍 10g
黄 连 3g	法半夏 6g	瓜 蒌 10g	薤 白 10g
甘 松 10g	炙甘草 10g		

7 剂，水煎服，日 1 剂，早晚分服

二诊　服药后胸闷症状明显改善，目前睡眠差，不易入睡，睡后易醒。治法：疏肝解郁，滋阴健脾。守上方加减，丹参加量至 15g，酸枣仁减至 12g，去生珍珠母、白芍、黄连、瓜蒌，加龙骨 15g（先煎）、牡蛎 15g（先煎）、防风 10g、姜厚朴 5g、炒紫苏子 6g、乌梅 15g、净山楂 10g、山药 20g、陈皮 10g、麸炒白术 10g，7 剂。

按　李晶教授认为，老年人的生理特点为气血不足、津液易亏，故老年人患病，常伴气阴两虚。而冠心病在中医中属胸痹的范畴，其主要病机为心血瘀阻，因而该患者辨证为气阴两虚、心血瘀阻证。故以本院之经验方冠心一号方益气养阴、活血通脉，黄连、甘松现代药理学研究示具有稳定心率的作用，再合以疏肝解郁安神之品；因患者长居南方，南方湿热重，故合法半夏、瓜蒌、薤白以化痰通阳。二诊时患者胸闷已明显好转，仅以失眠为重，故以上方加减，加强疏肝解郁、益气健脾之效。

（三）疲劳综合征

案 1

王某，男，33 岁，2019 年 1 月 22 日初诊。

主诉　全身乏力 1 个月。患者 1 个月前无明显诱因出现全身乏力，口干欲饮，大便次数多，质稀，常饭后即如厕，喜食凉，喜辛辣，平素饮酒多。患者面色发红，室内着短袖。舌略暗苔中后黄厚腻，脉数。血压 138/100mmHg（左），132/92mmHg（右）。中医诊断：疲乏（湿热内蕴证）。治法：清热利湿。

处方　甘露消毒丹合四妙散加减

藿 香 10g	豆 蔻 10g	石菖蒲 10g	连 翘 10g
滑 石 15g	黄 芩 10g	茵 陈 10g	薄 荷 9g（后下）
通 草 5g	浙贝母 10g	射 干 10g	薏苡仁 10g
苍 术 10g	黄 柏 10g	牛 膝 10g	虎 杖 10g
鸡血藤 15g	丝瓜络 10g	僵 蚕 10g	甘 草 6g
黄 连 6g	补骨脂 18g	乌 梅 20g	防 风 10g
五味子 10g	吴茱萸 2g	肉豆蔻 10g	桑 叶 10g
白茅根 15g	芦 根 15g	菊 花 10g	葛 根 10g
仙鹤草 10g			

7 剂，水煎服，日 1 剂，早晚分服

二诊（2019年2月26日）　服药后乏力减轻，仍有口干，饭后如厕，大便日2次，便质可，喜食凉，舌红苔黄腻，脉数。血压130/90mmHg。上方去肉豆蔻、吴茱萸、桑叶、菊花、丝瓜络、白茅根、五味子，改为黄芩15g、黄连9g、薏苡仁15g、仙鹤草15g，加白术10g、陈皮10g、法半夏9g、白芍10g，7剂。

三诊（2019年3月5日）　药后诸症好转，刻下无乏力，大便成形，舌暗苔中后部黄腻。调整处方为三仁汤加减，具体处方如下：

薏苡仁15g	炒苦杏仁9g	肉豆蔻10g	法半夏9g
厚　朴10g	滑　石10g	通　草5g	淡竹叶6g
淡豆豉10g	郁　金10g	枇杷叶10g	射　干10g
防　风10g	浙贝母10g	乌　梅20g	牡丹皮10g
黄　芩10g	甘　草6g		

7剂，水煎服，日1剂，早晚分服

按　脾胃虚弱，气血生化乏源，清阳不升可致疲乏，但并非疲乏皆因此所致，《素问·生气通天论》中云："因于湿，首如裹，湿热不攘，大筋软短，小筋弛长，软短为拘，弛长为痿。"此乃湿热生痿，湿热所致的疲乏本质亦相同。患者嗜酒，喜辛辣，面红，舌苔中后黄厚腻，脉数，乃阳明湿热内郁，气血运行不畅，筋脉失于濡养，发为疲劳。故治以甘露消毒丹合四妙丸宣透湿热、健运脾胃，气血通则疲乏除。

案2

康某，女，33岁，2018年10月18日初诊。

主诉　全身乏力1个月。患者诉1月余前无明显诱因出现疲乏无力、身重，伴四肢冰冷，无头晕耳鸣，无恶寒发热，近来咽部不适，自觉咽中异物感，皮肤干燥脱屑明显，平素月经后期，约每2个月1行，经量少，无血块，无痛经，经前腰困，胃纳可，二便调，寐差。舌暗红，苔薄白，脉细。既往"过敏性鼻炎"、"桥本甲状腺炎"病史。中医诊断：疲乏（气阴两虚，血虚失养证）。治法：益气养阴，养血通络。

处方　李氏清暑益气汤合当归四逆汤加减

黄　芪10g	苍　术10g	升　麻3g	陈　皮10g
泽　泻10g	神　曲10g	白　术10g	麦　冬15g
当　归10g	白　芍15g	桂　枝10g	甘　草6g
细　辛3g	通　草5g	青　皮10g	黄　柏10g
葛　根10g	五味子6g	太子参12g	炙黄芪15g
炙淫羊藿12g	鸡血藤15g	益母草15g	仙鹤草15g

4剂，水煎服，日1剂，早晚分服

二诊（2018年10月25日）　服药后疲乏较前改善，月经后期，仍口干，怕冷，舌红苔薄。守上方加减，神曲改为12g，当归改为15g，黄柏改为6g，五味子改为10g，太子参改为15g，4剂，水煎服，日1剂，早晚分服。

三诊（2018年10月30日）　服药后诸症均改善，刻下无明显疲乏，偶有怕冷，仍口干，皮肤干，大便调，舌红苔薄白。

处方　椒梅丸加减

黄　连 9g	黄　芩 10g	乌　梅 20g	干　姜 6g
白　芍 10g	花　椒 6g	枳　壳 10g	法半夏 9g
太子参 15g	北沙参 15g	麦　冬 15g	玉　竹 10g
桑　叶 10g	菊　花 5g	山　药 15g	石　斛 10g
炙淫羊藿 10g	酒女贞子 10g	枇杷叶 10g	甘　草 6g

4剂，水煎服，日1剂，早晚分服

按　该患者疲乏、身重1月余，且皮肤干燥脱屑、月经后期、经量少、经前腰困，结合舌脉，可辨证为气阴两虚证，且四肢冰冷，考虑为血虚寒厥，眠差为气血虚弱、心神失养而致，故初诊以李氏清暑益气汤合当归四逆汤加减，仙鹤草又名脱力草，可用于补虚。方中不止有李氏清暑益气汤、当归四逆汤，亦有保元汤、生脉散、当归补血汤之意。二诊时患者诸症皆减，效不更方，予原方加减，加大神曲用量以健脾和胃，热象减轻，故减黄柏，仍有口干，故加大当归、太子参、五味子量，以酸甘化阴、滋阴养血。三诊时患者疲乏已消，然仍口干、皮肤干、舌红，故改方吴鞠通之椒梅丸加减，以"酸甘苦辛法"清其热、养其阴。

案3

杨某，男，52岁，2021年1月21日初诊。

主诉　全身乏力半年。患者半年前无明显诱因出现全身乏力，精神差，伴腹痛泄泻，食凉及抽烟后明显。现症见：全身乏力，伴腹痛泄泻，食凉及抽烟后明显，耳鸣，偶有头晕，饥饿时自觉心慌气短，无口干口黏，纳可，小便多，夜尿2次，舌质红少苔，舌尖芒刺，脉沉细。近半年体重微有下降。既往史："慢性肠胃炎"。西医诊断：2型糖尿病？中医诊断：乏力（气阴两虚，阴虚火旺证）。治法：补气健脾，滋阴降火。

处方　李氏清暑益气汤加减

太子参 15g	黄　芪 15g	当　归 10g	陈　皮 10g
甘　草 5g	麸炒苍术 10g	升　麻 5g	葛　根 10g
泽　泻 12g	炒六神曲 10g	麦　冬 15g	醋五味子 10g
黄　连 5g	桂　枝 10g	熟地黄 15g	山萸肉 10g
山　药 20g	牡丹皮 10g	茯　苓 10g	乌　梅 15g
盐补骨脂 20g	防　风 10g	麸炒白术 15g	白　芍 10g

7剂，水煎服，日1剂，早晚分服

嘱患者规律监测血糖，完善糖化血红蛋白、糖耐量、胰岛素释放试验等糖尿病相关检查，必要时就诊于内分泌科系统诊治。

按　患者食生冷后易腹泻，是典型的脾虚表现，且患者有耳鸣、头晕，精神较差，脾气、肾气阴亦不足。患者饥饿时心慌气短，虽不多食，但小便频数，尤其有夜尿，符合消渴病之下消（肾阴亏虚证），虽有部分消渴症状，但不甚明显，及时治疗预后良好。患者舌起芒刺，少苔，均是肾阴虚火旺、脾虚表现。故治疗上，以李氏清暑益气汤合六味地黄丸、痛泻要方为主。

（四）痹证

案 1

李某，女，31 岁，2019 年 7 月 9 日初诊。

主诉 左腿疼痛 50 日。患者 50 日前顺产一女婴后出现左下肢疼痛，呈阵发性持续性疼痛，受风及行走时加重，得温痛减，左下肢畏风怕冷，无下肢麻木，无恶寒发热及头痛，口干，胃纳可，二便调。舌淡少苔，脉沉弦细。血压 120/80mmHg。中医诊断：痹证（血虚风痹证）。治法：养血祛风和痹。

处方 黄芪桂枝五物汤合当归四逆汤加减

黄　芪 20g	桂　枝 10g	白　芍 12g	甘　草 6g
当　归 10g	通　草 5g	炙淫羊藿 10g	葛　根 10g
防　风 12g	荆　芥 10g	鸡血藤 15g	益母草 15g
羌　活 10g	白　术 10g	独　活 10g	太子参 10g
茯　苓 10g	川　芎 10g	柴　胡 10g	枸杞子 10g
乌　梅 15g	酒女贞子 10g	桑寄生 10g	牛　膝 10g

5 剂，水煎服，日 1 剂，早晚分服

二诊（2019 年 7 月 15 日）　药后，左下肢疼痛、畏风怕冷等症较前明显缓解，未诉其余不适。舌红苔薄。上方加细辛 3g，7 剂，水煎服，日 1 剂，早晚分服。

按　《金匮要略·血痹虚劳病脉证并治》曰："血痹，阴阳俱微，寸口关上微，尺中小紧，外证身体不仁，如风痹状，黄芪桂枝五物汤主之。"妇人产后多气血亏虚，今左下肢畏风怕冷，疼痛不适，得温痛减，乃感受风寒之邪，阳气不通，血行不畅所致，故以黄芪桂枝五物汤合当归四逆汤，益气温经、养血祛风。再以羌活、独活、荆芥、防风祛风散寒止痛；鸡血藤、益母草养血活血；白术、茯苓益气健脾；因为产后，肝肾亏虚，故以炙淫羊藿、女贞子、桑寄生、牛膝温补肝肾。

案 2

马某，女，21 岁，2019 年 4 月 4 日初诊。

主诉　间断左侧颈项部疼痛 2 年。患者职业为设计师，平素需长时间伏案工作，居于住房一层，室内多潮湿阴冷。2 年前出现左侧下颌连及耳后至斜方肌前方疼痛酸困，甚则迁延至项背部，局部未见红肿，无皮疹，无活动受限，自觉"上火"后加重，按摩则舒。平素怕冷，月经量少，末次月经：2019 年 3 月 30 日，痛经可忍受，无口干口苦，大便偏干，纳眠可。舌淡红苔薄，关脉弦滑，寸脉浮滑，尺脉沉细。颈部触诊：颈部浅表淋巴结未触及肿大，局部无明显压痛。中医诊断：肩颈痹（寒湿痹阻证）。治法：散寒化湿，通络止痛。

处方 黄芪桂枝五物汤加减

黄　芪 10g	桂　枝 10g	白　芍 10g	炙甘草 6g
葛　根 10g	当　归 10g	鸡血藤 15g	益母草 15g

威灵仙 10g 木 瓜 10g 干 姜 8g   麸炒枳壳 12g

白芥子 6g 羌 活 10g

4剂，水冲服，日1剂，早晚分服

二诊（2019年4月8日） 患者诉服药后下颌部及颈部疼痛酸重较前改善，遇风加重，怕冷较前明显缓解。舌淡红苔少。守上方加减，加法半夏 9g、紫苏叶 10g、茯苓 10g、栀子 10g、炒紫苏子 10g、地黄 15g、乌梅 20g、防风 10g，5剂。嘱患者热毛巾敷颈项部，适当改变睡觉姿势。

按 患者平素长期伏案，久则气血不通，经络失养；又久居潮湿阴冷室内，外感寒湿之邪，寒湿痹阻经络，气血不通，经络失于濡养，发为痹证。故治以黄芪桂枝五物汤益气温经、调和营卫，再加当归、鸡血藤、益母草养血活血，葛根、羌活、威灵仙、木瓜、白芥子温经散寒祛湿、通络止痛。

（五）汗证

案1

张某，女，54岁。2018年2月26日初诊。

主诉 阵发性汗出2年，加重伴失眠1周。患者2年前无明显诱因出现汗出，呈阵发性，动则尤甚，上半身明显，未经诊治。1周前汗出加重，伴入睡困难，自觉左侧胁肋部不适，心烦，晨起口苦，无口干，偶有反酸，胃纳尚可，大便通。舌淡苔黄厚，舌下络脉迂曲，脉弦。中医诊断：汗证（湿热内蕴证）。治法：清热除湿止汗。

处方 柴胡加龙骨牡蛎汤加减

柴 胡 10g 法半夏 9g 黄 芩 10g 龙 骨 20g（先煎）

牡 蛎 20g（先煎） 柏子仁 10g 炒酸枣仁 15g 桂 枝 10g

茯 苓 10g 粉 葛 10g 川 芎 10g 石菖蒲 15g

郁 金 10g 制远志 10g 炒谷芽 15g 炒麦芽 15g

合欢花 10g 百 合 15g 甘 草 6g 苦 参 10g

威灵仙 10g 醋香附 10g 旋覆花 10g

3剂，水煎服，日1剂，早晚分服

二诊（2018年3月1日） 服药后，患者诉汗出、心烦较前明显好转，胁肋部不适减轻，时有反酸。舌淡红水滑，苔白腻，脉弦细。守上方加减，加通草 5g、代赭石 12g，4剂，水煎服，日1剂，早晚分服。

按 患者上半身汗出、失眠，为阴阳失和，阳盛则迫津外泄，上半身为阳位，阳热上蒸而上半身汗出，阳盛而夜不入于阴则失眠。仲景讲小柴胡证，"但见一证便是，不必悉具"，故患者"胁肋不适、晨起口苦、心烦、脉弦"，辨证为少阳失和、肝胆湿热内蕴之证，为湿热上蒸而致上半身汗出，故李晶教授以柴胡加龙骨牡蛎汤加减治之，合清热祛湿、安神之品以加强功效。二诊可见患者明显缓解，效不更方，因其仍反酸，故加代赭石、通草降逆。

案 2

尹某，男，29岁，2021年1月30日初诊。

主诉 夜间汗出10余年。患者10年前无明显诱因出现夜间汗出，无畏寒，未诊治。现症见：夜间汗出，上半身明显，无畏寒，饮食正常，便秘，质偏干，每日1行。舌质红，舌尖红赤，苔中后部黄腻，脉沉弦。中医诊断：汗证（阴虚火旺、湿热内阻证）。治法：滋阴降火，清热祛湿。

处方 李氏清暑益气汤合黄连温胆汤加减

太子参10g	黄　芪10g	当　归10g	白　术10g
甘　草5g	麸炒苍术10g	升　麻5g	葛　根10g
泽　泻10g	炒六神曲5g	麦　冬10g	醋五味子5g
黄　连10g	法半夏10g	姜竹茹10g	麸炒枳实10g
陈　皮15g	炙甘草5g	茯　苓10g	柴　胡10g
龙　骨20g（先煎）黄　芩10g		桂　枝10g	酒大黄6g
牡　蛎20g（先煎）			

7剂，水煎服，日1剂，早晚分服

按 脾胃为后天之本，全身气血津液之源，李晶教授认为久汗必加剧津液损耗，而损其源，耗伤脾之气阴，故选方李氏清暑益气汤，治以滋阴清热，益气养阴。然其舌红、苔中后黄腻，为湿热内蒸脾胃之象，脉弦可知病亦在肝胆，故以黄连温胆汤清利湿热，利胆和胃，再合以柴胡、龙骨、牡蛎，取柴胡加龙骨牡蛎汤之意，以疏肝清热、滋阴潜阳敛汗。

（六）口疮

案 1

张某，男，56岁，2018年12月27日初诊。

主诉 间断复发口疮3余年。现患者口腔黏膜多发溃疡，色红，自觉咽部、鼻部、耳部疼痛，鼻塞，鼻干，咳嗽，怕冷，口干欲饮，汗出不多，纳可，小便多，偶有便干。舌红，苔黄厚腻，脉弦数。既往史：冠状动脉支架植入术后。辅助检查：血压（左）125/90mmHg，（右）130/95mmHg。中医诊断：口疮（湿热内蕴证）。治法：清热利湿。

处方 甘露消毒丹加减

藿　香10g	肉豆蔻10g	石菖蒲10g	连　翘10g
滑　石20g	茵　陈10g	通　草5g	黄　芩10g
浙贝母10g	射　干10g	薄　荷9g（后下）	地　黄15g
黄　芪10g	鸡内金15g	葛　根10g	黄　连10g
桃　仁10g	桂　枝10g	山　药15g	金银花12g
茜　草10g	紫　草10g	墨旱莲10g	乌　梅20g
防　风10g	徐长卿10g	青　果10g	牛蒡子10g

7剂，水煎服，日1剂，早晚分服

二诊（2019 年 1 月 15 日） 服上方后，诸症缓解。近日口疮复发，偶咽痒，大便可，舌红苔后部黄腻，脉弦数。守上方加减，去紫草、墨旱莲，改肉豆蔻 6g、黄芪 15g、黄连 8g、山药 20g，加杏仁 9g、丹参 10g、女贞子 15g，7 剂，水煎服，日 1 剂，早晚分服。另服多维元素片，日 1 次，每次 1 片。

按 李晶教授常以甘露消毒丹治疗湿热内蕴型口疮，使其热清而口疮自愈，尤以全舌苔黄厚腻者疗效佳。二诊患者本愈而再次复发，咽痛缓解，偶有咽痒，舌苔由全舌黄厚腻转为后部黄腻，考虑上方有效，湿热减轻，故去清热之紫草、墨旱莲，减黄连、肉豆蔻量，加大健脾补虚之黄芪、山药用量，加女贞子以固护其阴，加杏仁以宣通上焦气机；患者口疮反复发作 3 年，久病多瘀，故加丹参以活血化瘀。

案 2

侯某，女，56 岁，2020 年 11 月 30 日初诊。

主诉 反复发作口疮 3 月余。现患者左侧下口腔黏膜及上腭可见大片溃疡，色淡红，左侧牙龈肿痛，咽痛，咽干，口干，大便干，舌淡暗，苔白中后微黄，少津，脉细。中医诊断：口疮（阴虚内热证）。治法：滋阴降火，和胃止痱。

处方 慎柔养真汤加减

太子参 15g	白 芍 10g	黄 芩 10g	山 药 10g
莲 子 10g	黄 芪 15g	麦 冬 15g	五味子 10g
炙甘草 6g	醋龟甲 15g	蜈 蚣 3g	酒女贞子 10g
麸炒白术 15g	知 母 10g	牛 膝 6g	石 膏 12g
地 黄 15g	干 姜 6g	高良姜 5g	醋香附 10g
薏苡仁 15g	法半夏 9g	陈 皮 10g	

7 剂，水煎服，日 1 剂，早晚分服

二诊 口服 7 剂中药后前来复诊。患者服药后口疮好转，现纳可，食后腹胀，无反酸、烧心、打嗝，口干咽干，欲饮水，大便干，舌红少苔有裂纹。中医诊断：痞满（气阴两虚证）。

处方 太子参乌梅方加减

太子参 15g	乌 梅 20g	山 楂 15g	蒲公英 15g
麸炒白术 15g	炒白芍 15g	炒麦芽 15g	六神曲 10g
黄 芩 10g	栀 子 10g	龙胆草 5g	麸炒枳壳 15g
干 姜 5g	黄 连 3g	石菖蒲 5g	法半夏 9g
陈 皮 10g	北沙参 10g	麦 冬 15g	石 斛 10g

7 剂，水煎服，日 1 剂，早晚分服

按 李晶教授常以慎柔养真汤滋养脾阴，治疗脾气阴亏虚之口疮，此方实为四君合以山药、莲肉等脾经引经药，以滋脾为主，脾为三阴之长，脾阴足，自能灌溉诸脏腑；醋龟甲、蜈蚣为血肉有情之品，可敛疮，有似蜂胶之效，为李晶教授治疗口疮之常用对药。二诊时患者口疮已明显缓解，阴虚症状仍明显，然出现食后腹胀，故改用李晶教授之自拟方太子参乌梅方加减。

案 3

彭某，男，10岁，2021年1月29日初诊。

主诉 反复口腔溃疡2年。患者反复口腔溃疡，发作时伴舌痒舌痛。平素自觉乏力，脾气大。现口腔黏膜可见多处溃疡，大小不等，色红，胃纳可，嗜吃荤食；大便偏干，2日1行。舌质红，苔黄腻，脉沉细。中医诊断：口疮（阴虚湿热证）。治法：滋阴健脾，清热祛湿。

处方 增液汤合平胃散加减

玄 参 8g	麦 冬 10g	生地黄 8g	麸炒苍术 8g
姜厚朴 6g	陈 皮 10g	甘 草 5g	净山楂 10g
炒鸡内金 10g	乌 梅 15g	麸炒白术 10g	白 芍 10g
防 风 8g	黄 芪 20g	酒女贞子 10g	麸炒枳壳 10g
醋香附 8g	太子参 10g	姜半夏 4g	山 药 12g
茯 苓 10g	白 术 10g	莲 子 6g	醋五味子 8g

7剂，水煎服，日1剂，早晚分服

按 李晶教授认为顽固性口腔溃疡病性多为本虚标实，大量黄芪可以益气养血、敛疮生肌，少量的女贞子可以滋补肝肾、养阴润燥，二者配伍，可益气养阴，培本固元，增强人体正气，促进口腔溃疡面的愈合，同时，二药合用滋而不腻，补而不燥，协调阴阳，在补正同时不会助长标实，故李晶教授习惯用大量黄芪配伍少量女贞子治疗顽固性口腔溃疡。

（七）梅核气

案 1

窦某，女，69岁，2020年11月16日初诊。

主诉 咽部异物感1个月。患者1个月前无明显诱因出现咽部异物感，自行服用"酸枣仁片"，效欠佳。现症见：咽部异物感，咳之不出，咽之不下，偶有反酸、打嗝，口苦，偶口干，不欲饮水，纳可，头晕眼花，多汗，畏寒，眠差，二便调。舌暗红，有裂纹，苔白燥，脉弦。既往有脑梗死病史；高血压病史多年，目前规律服用"倍他乐克"、"阿司匹林"、"苯磺酸左旋氨氯地平"；幽门螺杆菌（+），服用四联治疗，因胃部不适停药，目前规律服用奥美拉唑，20mg口服，日1次。体格检查：血压140/99mmHg，咽部退行性改变。中医诊断：梅核气（痰气交阻证）。

处方 半夏厚朴汤合越鞠丸合柴胡龙骨牡蛎汤加减

法半夏 9g	厚 朴 9g	紫苏叶 10g	茯 苓 10g
麸炒枳壳 10g	栀 子 10g	醋香附 10g	川 芎 10g
苍 术 10g	六神曲 10g	柴 胡 10g	龙 骨 20g（先煎）
牡 蛎 20g（先煎）	黄 芩 10g	桂 枝 10g	红 参 2g
大 黄 5g	玄 参 10g	牛蒡子 10g	茜 草 10g
墨旱莲 10g	威灵仙 10g	炒王不留行 8g	地 黄 15g

7剂，水煎服，日1剂，早晚分服

按　李晶教授认为梅核气可从脏腑与气血津液两方面来辨证分析。从脏腑的角度来讲，肝胆气机郁滞，脾胃失调，痰浊内生，痰气交阻于咽喉而成梅核气；从气血津液角度讲，梅核气为"郁"所致，属"郁"范畴，而"郁"无非为气、血、痰、火、湿、食六郁，其中以气滞为主。越鞠丸为治疗"六郁"证之经方，故治疗梅核气常以半夏厚朴汤合越鞠丸为底方，再据证型不同进行加减化裁。

案2

郭某，女，48岁，2020年11月23日初诊。

主诉　咽中异物感1月余。患者1个月前无明显诱因出现咽中异物感，不影响饮水及进食，自觉有痰，咳吐不出，偶咳出白痰，块状。自觉舌体僵硬，舌根处尤甚，咽干，口干欲饮，口苦，纳可，平素多汗、怕冷，眠差，多梦易醒，每日大便4次，质中，晨起则如厕，餐后即欲排便，紧迫感强，无腹痛，舌暗，苔白厚腻，微黄，脉弦。中医诊断：梅核气（痰气交阻，肺气失宣证）。治法：行气化痰，理气宣肺。

处方　半夏厚朴汤合上焦宣痹汤加减

法半夏9g	厚　朴6g	紫苏叶8g	茯　苓8g
炒苦杏仁5g	肉豆蔻5g	桔　梗5g	陈　皮5g
麸炒枳壳6g	甘　草6g	栀　子6g	淡豆豉6g
北沙参15g	麦　冬15g	玄　参10g	川　芎10g
醋香附10g	苍　术8g	六神曲10g	牡　蛎15g（先煎）

6剂，水煎服，日1剂，早晚分服

二诊（2020年11月29日）　患者诉药后症状稍有缓解，刻下症见：咽部有痰，质黏，咳吐不出，偶咳出白痰，口黏腻，口干欲饮，口苦，咽干，偶有胸闷、心悸，夜间头晕，习惯张口呼吸睡眠，无鼻塞，每日大便2～3次，质中，舌暗偏紫，苔白腻，左脉弦滑，右脉弦。查体见咽后壁红。守上方加减，川芎加至15g，加郁金10g、射干10g、枇杷叶10g、浙贝母10g、当归10g、石菖蒲15g、乌梅20g、茜草10g，7剂，水煎服，日1剂，早晚分服。

按　该患者痰质黏成块，痰湿秽浊之邪聚于舌体则见舌体僵硬；肺与大肠相表里，肺气不宣，则大肠气机不畅；传化糟粕功能异常，则见大便次数增多。叶天士言"微苦以清降，微辛以宣通"，"微苦微辛之属能开上痹"，李晶教授选用微苦微辛之炒苦杏仁5g、肉豆蔻5g、桔梗5g、陈皮5g以开上焦郁闭；合半夏厚朴汤以行气散结、降逆化痰，越鞠丸以调理气机解六郁。诸药合用，肺气得宣，湿浊得除，气机调畅而梅核气自愈。

第四章 学术成就

第一节 学术思想

一、强调中医思维，注重中西结合

（一）强调中医思维

中医临床思维是指在中医传统理论指导下，通过"四诊"手段，采集临床资料，运用中医学知识进行分析、归纳和综合，确定病因病机，进行辨证论治、遣方用药的一种思维方式。

中医临床思维不仅仅是一种思维方式，更是一种具有实际操作性的实践手段，必须贯穿于整个诊疗过程。在临床实践中，中医临床思维分成五个连续过程，即诊病审因、辨证察机、法随证立、随法选方、甄别用药。

（1）诊病审因　是第一步。临床上要通过"四诊"手段明确患者的疾病种类和主要病理因素。只有明确疾病种类，才能有效掌握疾病的发展全过程，为辨证提供一定的参考范围；同时，要确定疾病发生的病因，如外感、内伤、不内外因等，使治疗方案更具有针对性。

（2）辨证察机　是中医临床思维辨证论治体系中最为关键的一步，其辨证结果直接决定了治疗效果的好坏程度。李晶教授在临床上采取宏观辨证和微观辨证相结合的方法进行辨证。宏观辨证主要是指八纲辨证、脏腑辨证、六淫辨证、阴阳虚损辨证、气血津液辨证、三焦辨证、卫气营血辨证等传统中医辨证方法。微观辨证则是借助现代医学的辅助检查、检验手段对疾病进行细胞、分子等微观层面的病理检测，进而确定疾病发生的内在机制。

由于现代社会的发展进步，人所处的社会环境、生活饮食习惯等因素都发生了变化，就目前人体所患疾病的复杂性和多样性而言，单用某个辨证系统已不能完整的明晰病机，必须善于将各个辨证体系结合在一起，才能实现更全面的病情诊断。因此，我在临床上习惯于运用多种辨证方法进行辨证，尽可能完整地表达疾病的辨证思路，为后期确立治法提供更充分有效的参考。

（3）法随证立　是中医临床思维从理论走向实践的桥梁。随着辨证思路的确立，选择合适的治则治法将为确定方药提供最直接的理论依据。除此之外，也要参考疾病种类，要将辨病和辨证结合起来，让治则治法更具有实际指导意义。

（4）随法选方 是中医临床思维从理论走向实践的途径。只有根据治则治法提出治疗方案，确定诊治处方之后，整个临床思维过程才算基本结束。处方的确立为治疗疾病提供了一个基本的框架，这个框架是解决主要问题的关键所在。

（5）甄别用药 是中医临床思维的点睛之笔。故认为治疗疾病的落脚点是临床疗效，而实现临床疗效的关键在于甄别用药。用药之精髓在于药的用量、炮制方法、配伍比例、煎煮方法以及现代药理研究等。在临床上，尽管辨证准确，但是疗效千差万别，关键就在于此。

中医临床思维是中医教育的关键，是培养中医临床人才的核心。培养中医临床思维，对传承发展中医药事业，培养中医药人才具有重要意义。

（二）注重中西结合

中西医结合是国家大政方针，也是中医实现复兴发展的重要抓手。我经常告诫自己的学生和弟子们不仅要学好中医理论，更要学好西医知识。对于一个现代中医来说，掌握基本的西医知识是必备的医学素养，是进行临床诊疗疾病的基础。如果一个现代中医看不懂病理实验报告和各种影像资料，那么，首先他会给患者造成不信任感；其次，无法对疾病进行更加准确深刻的认识，甚至有可能耽误病情。

中西医结合本质上是以中医理论为基础，现代西医诊疗手段为辅的符合中国特色的新型诊疗体系。在辨证时注重将中医病机诊断和西医仪器检查诊断相结合，在宏观上，强调中医对人体病因病机的总结；在微观上，关注西医的实验室检查、影像学检查等，进而更加直观地明晰疾病的发病情况、发展程度，并根据病情的轻重缓急选择合适的治疗方案。比如在临床实践中，一个下肢水肿的患者前来就诊，应根据其临床表现，并通过西医先进的检测技术进行鉴别诊断，明确疾病的类型，了解疾病的进展，进而决定是中医治疗，还是中西医联合治疗，亦或者是住院接受全面系统的治疗。

除此之外，中西医在中药方面也需要结合用药。在中医层面，根据患者的总病机明确总的治疗思路和治疗手段，并且根据治疗思路确定基本用药方向，进而确立一个较为全面能够执行总的治疗思路的基础方药，同时根据患者的兼症，在不违背基本君臣佐使用药规范和整体用药思路的前提下，选用合适的单味中药、药对或经典小方以达到主次兼顾的目的；在西医层面，根据中药的现代药理学研究，确定中药药方相关主证或兼证的药物选择，但是这种用药思路仅限于在确定基本方的基础上进行功效的强化，不可作为选方用药的基本思路。例如，山药，传统中医认为其具有补气养阴，补肺脾肾的功效，对于脾胃气阴两虚的患者可以运用；现代药理学研究表明山药含有黏蛋白、淀粉酶、淀粉、胆碱等，具有保护胃黏膜的作用，因此对于有胃黏膜损伤的患者可以足量用之；再如生薏米，传统中医认为其具有健脾补肺、清热利湿的作用，主要用于脾虚夹湿热的患者；现代药理研究表明生薏米含有抑制癌细胞生长的成分，故临床上多用于慢性萎缩性胃炎伴肠化等有癌变趋势的患者。

创新与传承同等重要，只传承不创新，就会固步自封，失去发展机会；只创新不传承，就会陷入虚无主义，失去本我，因此实现中西医结合的平衡发展是推动中医健康发展的基本保障。

二、立足脾胃辨证，重视情志调节

（一）立足脾胃辨证

脾胃为后天之本，气血生化之源，李东垣在《脾胃论》中曰："内伤脾胃，百病由生。"又曰："善治病者，惟在调和脾胃。"说明了脾胃在人体中的重要地位。经过多年临床实践，我愈发认为脾胃对人体的重要作用。因此，对临床常见脾胃病特点归纳为"脾胃气虚、胃阴不足、肝胃不和"三大主证和"湿、滞、寒、瘀"四大兼证。

1. 三大主证

（1）脾胃气虚　是脾胃病发生的最重要的病理基础。《灵枢·本神》曰："脾气虚，则四肢不用，五脏不安。"张元素曰："脾实则时梦筑墙垣盖屋，盛则梦歌乐，虚则梦饮食不足。"从《黄帝内经》开始，历代医家对于"脾虚证"都认可，但是对于"脾实证"则争论不休，即使认可"脾实证"的医家也没有明确提出关于"脾实证"的方药。我同诸多前辈大家一样，都认可"脾虚证"，甚至认为脾只有虚证。脾虚是脾胃病发生的基本病机，脾虚包含脾气虚、脾阴虚、脾阳虚，但是主要以脾气虚为主。脾气虚则水湿内生，脾胃关系密切，经络互为表里，脾湿犯胃则导致胃气机不畅，进而导致整个脾胃运化受纳功能失常，产生食欲不振、呃逆、痞满、大便不通等临床表现。

（2）胃阴不足　又称胃阴虚，是由于胃的阴液不足所产生的以胃部隐痛、饥而不欲食、口燥咽干、舌红少津、脉细数为临床表现的症候群。胃为阳明燥土，喜湿而勿燥，胃保持阴液充足是实现胃主通降和受纳腐熟功能的前提条件。阴液不足主要是因为外感热性病，高热伤阴；或胃病过用温燥之品而伤阴；或素体阴虚内热；或脾阴虚牵连至胃，导致脾胃阴虚，以及其他疾病伤及胃阴。

（3）肝胃不和　是脾胃病最常见的病机之一，脾胃病多数情况下都与肝密切相关，从肝论治，是历代医家治疗脾胃病的重要思路。肝为阳脏，体阴而用阳，喜条达而恶抑郁，主疏泄，只有当肝疏泄功能正常时，脾土才能够正常运行，当人体情志不舒时，肝条达之性受阻，疏泄功能失常则肝郁气滞，横逆侵犯脾胃则导致脾胃升降运化功能失常；若肝郁日久化火，则导致肝胃不和，胃火上逆或肝火过盛则引起胃阴受损，导致肝胃阴虚。反之，若脾胃虚弱，湿阻中焦，肝气失其正常的疏泄条达之性，也会导致肝脾失调或肝胃不和。因此，我在临床上常强调肝脾胃同治，所谓"治脾胃不治肝，非其治也"。

2. 四大兼证

湿是脾胃病常见的病理产物和致病因素之一。脾为太阴湿土，喜燥而恶湿，脾气虚则无力运化水谷精微，水谷之物因而停留于体内，化生湿邪，湿邪阻滞影响气机运行，导致痰气互结，影响脾胃正常的生理功能。胃为阳明燥土，喜湿而勿燥，脾胃气虚则无法腐熟水谷，饮停于胃，反过来影响胃的通降功能。

寒是脾胃病常见的兼证之一，主要以虚寒为主。包括脾阳虚和胃阳虚，多因饮食失调、过食生冷、劳倦过度或久病或忧思伤脾所致。

瘀是脾胃病日久所产生的病理产物。脾胃功能长期处于抑制状态，气机阻滞日久则血行不畅或脾虚日久则脾阳亏虚，阳虚则寒凝，血液受寒则运行缓慢，长期则脉络受阻，发为瘀血。临床上常表现为肠息肉和慢性萎缩性胃炎。

滞多指气滞，是脾胃病最广泛的病机，无论是虚证还是实证，都会有气滞的表现。气滞既可单独出现，也可以是其他病理产物产生的原因，同时，也可能是其他病理产物导致的结果。

脾胃病的病因病机既针对本脏腑所导致的疾病，也针对由其他脏腑疾病诱发的脾胃病或者由脾胃病诱发的其他脏腑疾病。因此，在临床治疗上，要重视对脾胃功能的改善和恢复，通过恢复脾胃的正常功能，可以使人体产生源源不断的能量，满足人体的能量需求，同时也可以祛除邪气，即"正气存内，邪不可干"。

（二）重视情志调节

在当今社会环境下，人们所面临的生活、工作、学习压力越来越大，由情志问题引发的疾病也越来越多。因此，调节情志成为了重要的治疗手段。在临床中特别注意观察患者的情志变化，常常能够通过患者细微的表现就可以大概率确诊该患者是否服用精神类药物。一般的情志问题完全没有必要服用西药的抗抑郁焦虑的药物，因为人体长期使用这类药物会产生依赖性和耐药性，会破坏人体正常的生理功能，严重者甚至不能回归正常的生活。

为此，经过多年临床实践，总结出了三种切实可行的调节情志的方法。

一是心理干预。经常通过诊疗的过程判断该患者是否有情志方面的问题。如果该患者有情志方面的问题，耐心地开导患者，认真聆听患者的倾诉，让患者情绪有释放的空间，设身处地地为患者着想，耐心地为患者解答问题和疑惑，最大可能地使患者情绪得到好转。大部分患者在开导完后情绪好转，甚至有患者病情已痊愈，仍挂号找我只为聊天。因此，我坚持认为医生与患者应保持亦医亦友的良性关系。

二是药物干预。对于有情志方面问题的患者，习惯于用四逆散进行加减。方中柴胡辛散苦泄微寒，善疏肝解郁；白芍酸甘微寒，善养血敛阴、柔肝止痛；麸炒枳壳苦降辛散性平，善理气宽中；甘草性甘平，既补中益气，又合白芍而缓急止痛，还调和诸药。全方配伍，辛散苦泄，甘缓柔肝，共奏透解郁热、疏肝理脾之功，是治疗情志不畅的主要方剂；若兼有脾胃虚弱者，则可合用逍遥丸；若情志不畅甚者，可合用柴胡疏肝散等。

三是物理干预，即"运动干预"。大多数有情志问题的患者都不喜欢运动，长期不运动会导致人体气血流动不畅，再加上情志问题，更容易引发疾病。因此，通过适当运动可以对人的情绪产生积极的影响。适度的运动有利于放松人体的肌肉、交感神经，进而有利于缓解人的紧张、焦虑情绪；同时在运动时可以加速人体全身气血的流通，激发人体的生理机能，抵抗不良情绪的干扰，促进不良情绪的释放。在每次开方结束后，我总是鼓励患者多运动，通过运动来缓解不良情绪。

情志问题是影响药物发挥作用程度的重要因素之一，良好的情绪可以推动药物发挥最大疗效，反之，不良的情绪则会阻碍药物疗效的发挥。重视情志问题，可以在我们治疗疾病时起到事半功倍的效果。

三、传承仲景医学，发扬中医文化

（一）传承仲景医学

东汉末年，战乱不断，百姓流离失所，疾病肆虐，张仲景在极其恶劣的环境中一边治病，一边总结临床经验，最终写出了让两千多年来中华儿女都受益的医学著作《伤寒杂病论》，为中医发展做出了不可磨灭的贡献。从狭义上讲，仲景医学是指张仲景本人的中医思想体系，广义上则包含了自仲景以来所有对中医发展做出贡献的历代中医名家。

传承仲景医学就是传承中医文化，传承中医文化主要分为两个方面，一是对中医理论体系的传承，二是指对经典方药的传承。中医理论体系经过数千年的发展，形成了不同的医学流派，如伤寒派、易水学派、河间学派、金匮派、火神派、时方派以及其他各种小流派等，它们是中医茁壮发展的有生力量；经典方药，狭义上主要指《伤寒论》和《金匮要略》中的方剂，广义上指代历代医家的经典名方。对于经典方药，要求学生和弟子们要读经方、背经方、全面继承经方。经方之意在于其背后的中医思维和遣方用药的精妙，因此不能只停留在方症对应上，而是要深入探究其内在病因病机，做到取类比象，举一反三。面对当今社会所出现的新的疾病表现形式，原有经方在很大程度上已不能解决当下所出现的全部病症，因此，要根据其病因病机对经方进行叠加、重组，使经方在继承和发展中寻找到更有效的结合点，发挥经方更大的功效。经方的叠加、重组不是当代中医的首创，而是历代医家根据前人经典的优化，是继承发展的关系，如肾气丸最先出自《金匮要略》，治疗肾阳亏虚，后世医家钱乙在《小儿药证直诀》中去掉肉桂和附子，用以治疗肾阴亏虚；再如八珍汤是四君子汤和四物汤的合方。

中医历经千年而不衰，在于其能够包容开放，与时俱进。因此，传承仲景医学，不仅仅是传承历代医家的学术思想和临床经验，更是要传承仲景医学包容开放，与时俱进的发展特性。

（二）发扬中医文化

自十八大以来，国家多次强调要重视中医药的健康发展，推动中医药实现跨越式发展，让中医首先在我国得到全面发展，进而推动中医药走向国际，造福人类。特别是新冠疫情之后，社会上更是兴起了一股中医热，中医药迎来更大的发展机遇。

作为一名长期坚持从事中医教育事业的工作者，深知这么多年来中医药发展的艰辛。中医药得到可持续发展的关键是培养一批具有中医临床思维的当代中医生。因此，在制定相关教学任务时，要着重考虑和培养学生的中医思维。在讲课时，将中医思维贯穿在课堂的始终。对待学生和弟子，再三强调要注重中医思维的培养和训练，使中医思维成为内化于心的习惯。

作为一名中医人，首先要相信中医，如果本身都不相信中医，那么如何谈得上将中医文化发扬光大呢? 因此, 树立坚定的中医文化自信, 是发扬中医文化的前提条件。

第二节 学术经验

一、从痰论治失眠症

失眠症是指以频繁而持续的入睡困难和(或)睡眠维持困难并导致睡眠感不满意为特征的睡眠障碍, 中医称为"不寐", 临床多表现为入睡困难, 或睡而不酣, 或时睡时醒, 或醒后不能再睡, 重者可见彻夜难眠的情况。随着生活节奏的不断加快, 该疾病已经成为影响大众身心健康和社会活动功能的一个重大公共卫生问题。相关数据显示: 成人中符合失眠症诊断的比例高达 10%~15%。自《黄帝内经》以来, 历代医家对此论述颇多, 多从营卫、经络、脏腑、神志、外邪等方面论述其病因病机, 有关该病的诊疗记录亦颇多, 临证从之多有效验。李晶教授为第六、七批全国老中医药专家学术经验继承工作指导老师, 全国高等中医院校教学名师。临证 40 余载, 学验俱丰, 尤在失眠症的诊疗方面匠心独运, 笔者有幸随师侍诊, 现将其从痰论治失眠症的经验简述如下, 以飨同道。

(一)病因病机

《灵枢·大惑论》曰: "阳气尽, 阴气盛, 则目瞑; 阴气尽, 而阳气盛, 则寤矣。"人体正常的睡眠是体内的阴阳消长与自然界的阴阳消长节律相应的一种体现, 而失眠的根本病机在于阳不入于阴。历代医家对"阳不入阴"的原因分析多从阳盛或阴虚的"火热"来论。然李晶教授认为, "痰"逐渐成为当今社会导致失眠症发生的重要因素和关键病机。

一则, 伴随着学习、工作压力的不断加大, 人们往往被各种紧张、焦虑的情绪所困扰, 情志因素成为导致失眠症发生的重要病因。七情致病, 可直接伤及脏腑, 影响气血的运行, 其中尤以肝气郁结者最为多见。倘若情志拂郁, 郁怒伤肝, 则肝失疏泄, 气郁日久则化火, 加之肝失条达, 气不布津, 聚而为痰, 则痰、气、火三者交阻, 上扰于心神, 临证即可见失眠之症。正如徐春甫在《古今医统大全·不寐候》中所言: "痰火扰乱, 心神不宁, 思虑过伤, 火炽痰郁, 而致不眠者多矣。"

再则, 随着生活节奏的加快, 许多人饮食没有节制和规律, 饥饱失常的情况屡屡发生, 嗜食炙煿甜腻者亦颇为多见。"肥者令人内热, 甘者令人中满", 饮食不当, 脾胃受损, 纳运失司, 则易酿生痰浊。抑或年老、久病, 脾运乏力, 精微不归正化, 亦可酿成痰浊。痰浊之邪循阳明胃络上逆扰心, 心神不能安宅, 则睡卧不安。正如秦景明在《症因脉治·卷三·内伤不得卧》中曰: "胃不和不得卧之因, 胃强多食, 脾弱不能运化, 停滞胃家, 成饮成痰, 中脘之气, 窒塞不舒, 阳明之脉, 逆而不下, 而不得卧之症作矣。"

三则, 痰乃水液代谢障碍所形成的病理产物, 一旦形成便具有重浊黏滞之特性, 其随气而隐伏于神窍之中, 故失眠一症多具有病程长、易反复等特征。长期失眠的患者, 可致脏腑、气血的亏虚, 若因营血不足无以养心者, 则多兼心脾两虚之证; 若因肾水不足, 不能上济于心者，则多兼心肾不交之证；若因心胆气虚，谋虑不决者，则多表现为遇事易惊，虚烦不眠之症。

（二）证治分型

李晶教授认为，临床从痰论治失眠症，总以痰气交阻为核心病机。或因恼怒伤肝，肝伤则气机郁滞，津液运行不畅，聚而为痰；或因忧思伤脾，脾伤则气结，水湿失运，滋生痰浊；或因过食肥甘厚味，致使胃肠积滞，痰从中生。痰气互阻，扰于心神，神不安宅而发，故而痰气交阻证是为失眠症证治分型的基本证候。此证在临床上除表现为睡眠异常外，还多伴有胸膈满闷，甚则疼痛，情志舒畅时则稍可减轻，情志抑郁时则加重，头重目眩，嗳气呃逆，呕吐痰涎，舌苔厚腻，脉滑等症。

李晶教授主张从痰论治失眠症，但不限于一证，亦强调在痰气交阻的基础上，进一步分证而治。气有余便为火，若患者平素多性急易怒，患病后心烦不寐，甚则彻夜难眠者，多兼心肝火旺之证。胃不和则卧不安，若患者伴见脘腹胀满、嗳气酸腐、大便黏滞不爽等症者多兼食积诸证。久病多虚，若患者睡眠以早醒、不能再睡，或多梦易醒为特征，伴见心悸、健忘、食少、便溏等，则多兼心脾气血两虚之证；兼见心肾不交之证者，则多表现出入寐困难、心烦梦多，以及肾阴亏于下、心火亢于上的阴虚火旺诸症；心胆气虚者睡眠以胆怯易惊、睡不安稳、梦扰纷纭为主要特征。

（三）诊治思路

李晶教授秉承"先其所因，伏其所主"的原则，从痰论治失眠症，临证善用半夏厚朴汤（半夏、厚朴、茯苓、紫苏叶、生姜）加减化裁。半夏厚朴汤出自《金匮要略·妇人杂病脉证并治》，述其主治"妇人咽中如有炙脔"，而因七情郁结、痰气凝滞而致者。李晶教授认为，本方立法正合失眠症之病因、病机，方中半夏、厚朴共为君药，半夏尤能化痰散结，《万病回春·卷之二·痰饮》即指出本品"化痰如神"；厚朴长于行气开郁，并可消逐痰涎，《本草汇言》述本品功能"宽中化滞，平胃气之药也。凡气滞于中……湿郁积而不去，湿痰聚而不清，用厚朴之温可以燥湿，辛可以清痰，苦可以下气也"；两者相配则痰气并治。臣以茯苓健脾渗湿以杜生痰之源，更可宁心安神，《本草衍义》曰其"行水之功多，益心脾不可阙也"；紫苏叶辛香舒解郁结而调和情志，且可利气消痰，《本草正义》称其"宣化痰饮，解郁结而利气滞"。少佐辛温之生姜，开散郁结、消除痰水，并制半夏之毒。全方合用，理气化痰，行中有降，为治疗气滞痰凝之良方。正如张秉成在《成方便读》中所论："半夏、茯苓化痰散结，厚朴入脾以行胸腹之气，紫苏达肺以行肌表之气，气顺则痰除。故陈无择《三因方》以此四味而治七情郁结之证。《金匮》加生姜者，亦取其散逆宣中，通彻表里，痰可行而郁可解也。"

李晶教授临证善于加减化裁，倘因情志不舒，痰气交阻，日久化火者，则酌加龙胆草、栀子、黄连等清泻心肝火热，瓜蒌、青礞石、海浮石等清化痰热，茯神、远志、合欢花等宁心安神。若因饮食不节，痰食互结者，则多用神曲、山楂、连翘、枳壳、槟榔、莱菔子等消食导滞，茯神、远志、合欢花等化痰宁神。若病程迁延日久，痰浊内伏，正气不足者，且兼见心脾不足之证，则加用黄芪、党参、白术、当归、龙眼肉等补益心脾；若兼见心肾不交之证，则加用生地黄、黄连以交通心肾，天冬、麦冬、五味子等以补肾宁心安神；若兼见心胆气虚之证，则加用人参、茯神、龙骨、牡蛎等补益心胆之气，并镇惊安神。

此外，李晶教授认为失眠症乃典型的身心疾病，尤其是反复出现的慢性失眠症，患者往往伴有一定的焦虑、抑郁情绪，因此在用药的过程中，一定要帮助患者正确认识疾病，树立战胜疾病的信心，保持愉悦的情绪，另外，许多失眠症患者是因熬夜等不良的作息规律所致，故建立规律的作息时间亦非常重要。若因脾胃素虚或饮食不节导致痰浊内生者，调整饮食习惯，建立合理的饮食结构，也有益于巩固疗效。

本文出自赵勇，张文华，王梓炜，李晶. 从痰论治失眠症临证经验举隅 [J].

中华中医药杂志，2021（10）：5955-5957.

二、对药治疗慢性咳嗽经验

慢性咳嗽是指以咳嗽作为主要症状或唯一症状，病程长达 8 周以上，且胸片未见明显异常者。慢性咳嗽以病因多样、治疗周期长、易反复的特点为医患所苦。李晶教授擅长治疗慢性咳嗽。在辨证用药上提倡以对药相辅相成，角药羽翼相合，虽药简而有犄角之势，鼎立之功。以下从肺肠同调、理气通络、祛风化痰、顾护脾胃、鼓舞肾气、养阴生津 6 个方面介绍李晶教授治疗慢性咳嗽常用对药、角药经验。

慢性咳嗽在中医学属"久咳"范畴，经年累月不解者不在少数，慢性咳嗽的治疗不以症状的立即缓解为急，而以缓图治本为务，对于慢性咳嗽而言，抓住因病机即为"本"，谨守病机，方能切中要害。李晶教授在治疗慢性咳嗽中尤其重视病因病机的研判，认为慢性咳嗽病位在肺，与脾肾相关，尤其肺脾两脏关系最为密切，基本病机是肺虚邪实，内外合邪，邪郁于肺，肺气上逆作咳。其中肺虚为本，肺虚无力祛邪，伏邪不去是久咳不愈的重要因素，伏邪又以风邪、湿热、痰饮、血瘀最为常见。

李晶教授在临床诊疗的过程中尤其重视望诊的作用。肺气上逆发为咳，肺上通咽喉，开窍于鼻，查鼻望咽实为必要。以鼻后滴流综合征为例，本病是由于鼻的分泌物倒流至鼻后和咽喉引发的咳嗽，典型体征在鼻与咽喉部，查鼻部可见鼻黏膜或苍白或充血或水肿或肥厚等，鼻道可见有清涕、脓涕；望咽喉部可见有物如腐腻苔伏于咽后壁，或呈小鹅卵石样散在附着，对于慢性咳嗽患者，若同时有鼻部或咽喉部疾病的病史，通过查鼻望咽，可做经验性的治疗。李晶教授在临床中凡观察到鼻后滴流综合征的体征，予"海浮石"。

李晶教授认为煎服法是整个治疗过程中最重要的环节。对于慢性咳嗽患者，要求必须以汤药蒸肤熏口鼻，让药物的香气打开头面诸窍，关注自己的一呼一吸宁心静气，待温度适宜时多次分服，缓慢下咽。一方面是让药液充分濡润咽喉，让药力得以作用于咽喉，但更重要的是在服药的过程中通过调息以调心，达到放松身心的效果。慢性咳嗽给患者带来的不仅是经济上的压力，更多的是精神上的负担。国内的相关研究也证实慢性咳嗽对患者身心的不良影响，超 50%慢性咳嗽患者伴有不同程度的焦虑抑郁倾向。在缓解症状的同时情志减负是尤为关键的，李晶教授强调服法的重要性，创新性地将服法与情志减负法相融合，不仅可以减少患者对中药的抵触，更帮助患者舒缓情志。

李晶教授在治疗慢性咳嗽方面用药经验丰富，依据治法总结出了许多经典的对药。

（一）宣发肃降，肺肠同调

肺与大肠互联互通，互相影响。《素问·咳论》提出："肺咳不已，则大肠受之。"《黄帝内经灵枢集注·卷五》亦有言："大肠病，亦能上逆而反遗于肺。"是以在用药时注意肺肠同调，功必倍于单用宣肃肺气之品。

（1）杏仁、枳壳　杏仁入肺、大肠经，张元素在《珍珠囊》中注有"利胸膈气逆，润大肠气秘"；枳壳苦泄辛散，性浮主至高之气，善下行走大肠，二者相合为肺肠同治药对。杏仁与枳壳的配伍，实乃叶天士所好，叶天士在《临证指南医案》中云："肺病……以苦降其逆，辛通其痹。"认为治上焦当质轻清，以舒畅肺气，性微苦微辛，以宣散肺气。杏仁与枳壳的配伍适用于肺病伴有大便不畅者，或见胸膈以上气有郁闭、清窍失和者。临证时可根据气不利在肺为著，有痰不易咳出，用桔梗、枳壳为对药强其上行之力；抑或气不利在肠明显，腹胀大便不爽者可改用杏仁、桃仁为药对助其润降大肠。药味虽有变化，但药理实同。

（2）紫苏叶、紫苏子　《本草汇言》言紫苏为"治气之神药也"，紫苏叶宣散走表，味辛入气分，质轻升而散；紫苏子味辛气香而散，成熟于秋，得金气主降，质润降而散。《本草纲目》云："发散风气宜用叶，清利上下则宜用子。"紫苏叶、紫苏子同用，乃取宣上降下通肺气之功。李晶教授临床上对慢性咳嗽的急性发作期，或剧而伴有微喘者，或平素有便秘者，以紫苏叶、紫苏子开宣、下气，应该注意的是，紫苏性疏泄，对于老年体质虚衰者，或素有脾虚便溏者，恐质弱而不胜药力，应慎用或减量使用。

（二）轻清理气，通络为助

肺气不利发为咳，咳嗽以理气为基本，肺居华盖，又以轻清疏透、宣散理气之品为优；慢性咳嗽积年不愈者，肺气不利日久必瘀，临床上见或不见有"瘀象"，均可酌加通络活血药。用药以理气为基，活血为助。常用药对为香附、旋覆花。香附，理气解郁，《医学启源》中一语中的地将其概括为"快气"；旋覆花，降气行痰止呕。取香附、旋覆花为药对，取源于《温病条辨》中的"香附旋覆花汤"，叶天士的《临证指南医案》中载有用旋覆花汤加减治疗久咳的病案，《名医别录》载："旋覆花……消胸上痰结，唾如胶漆……通血脉。"故此乃以旋覆花、香附为代表的通络止咳法。理肺气，通肺络，临床上对于慢性过程，或年长者，或见有"瘀象"者，或忧思多虑者，或伴有胸胁不舒者，或痰水多而难出者，用之皆有成效。还应警惕瘀久化热的变化，若见可酌予茜草、紫草、墨旱莲以清热补虚、凉血活血，三草为李晶教授治疗咳嗽见"瘀热"象的基本角药，也适用于感染后过早过多应用抗生素治疗，凉遏肺气肺络，遗留顽咳者。

（三）祛风化痰，利咽止咳

风邪伏肺引发的咳嗽，《诸病源候论》称其为"风咳"，位列"十咳"之首，发作时"欲语因咳，言不得竟"。风咳发作多有诱因，多呈干咳呛咳，咳剧而不能言，平素常见有咽干、咽痒、咽中不利等，呈慢性阵发性发作。大体言及咳嗽必绕不过"痰"，祛风、化痰，乃是治咳不避之法。

（1）乌梅、防风　乌梅，酸、平，王好古论乌梅能收肺气，治燥嗽。防风，辛、平，《药类法象》曰："治风通用。泻肺实……除上焦风邪。"乌梅、防风组合，酸收辛散，敛肺、祛风，李晶教授将这组对药主要用于高敏感人群，如过敏性鼻炎、咳嗽变异性哮喘等呼吸道过敏疾患，肠易激综合征等消化道过敏者。慢性咳嗽见有耳痒、鼻痒、眼痒，或兼易皮肤过敏、胃肠道过敏的患者，不论寒热均加用乌梅、防风，以达到抗过敏的作用。药理研究证实，乌梅、防风对各种变态反应性疾病均有较好疗效。

（2）射干、通草、威灵仙　射干：利咽、消痰。《本草纲目》谓："射干，能降火，治喉痹的要药。"通草，空心利窍，淡渗利水。威灵仙，祛风除湿，疗骨哽咽喉，《本草正义》载："威灵仙，以走窜消克为能事。"射干利咽，通草中空利窍，威灵仙是唯一消骨哽咽喉的中药，三药相伍，用以治疗各种原因导致的咽中不利，如鼻后滴流综合征、胃食管反流性咳嗽，均会出现有咽痒咽痛、反复清嗓、咽中异物感等咽喉部不适的症状，对于情志因素引起咽部自我感知性不适，同样适用。

（四）顾护脾胃，培土生金

肺脾母子相关，叶天士在《临证指南医案·咳嗽》中云："从来久病，后天脾胃为要。咳嗽久……治脾胃者……不必穷究其嗽。"叶天士之后的医家沈金鳌亦在《杂病源流犀烛》中提出了类似的观点："肺不伤不咳，脾不伤不久咳。"是以治疗慢性咳嗽应时时顾护脾胃，以培土生金。培后天之气以御外邪不仅是养正之法，健脾以绝生痰之源亦是祛邪之法。常用角药为半夏、茯苓、厚朴。半夏，燥湿、降逆、消痞；茯苓，渗湿、健脾；厚朴，燥湿、下气。三者合用，脱胎于叶天士的大半夏汤（半夏、人参、茯苓），叶天士根据胃以降为顺、以通为补，创新性地提出了"通补胃阳"理论，李佩佩等在整理叶天士"胃阳"理论中，提出胃阳薄，在肺则表现为肺无所资、痰浊内生、咳逆不止。李晶教授根据胃气上逆、肺气难降的特点，用厚朴易人参，加大了通胃阳、降胃逆之力，守茯苓淡渗通胃阳，甘平健脾阴，组成了"通胃阳降肺气"的角药，主要应用于胃食管反流导致的慢性咳嗽，或慢性咳嗽伴见纳差、痞满、形瘦、痰多、苔白厚（腻）等症。

（五）鼓舞肾气，金水相生

主气在肺，气根于肾，肺虚日久及肾，肾摄纳无权，气不归根则浮于上，肾主水，水液代谢失常则痰液生，陈修园在《医学从众录》中云："痰之本，水也，原于肾。"是以气不纳、水不制则咳嗽加剧，迁延难愈。临床上面对久嗽不愈难治者，或年老体弱，或有肾气虚衰者，或见有免疫低下者，酌加温肾益气之品，疗效颇丰。常用角药为黄芪、酒女贞子、炙淫羊藿。黄芪，补气、固表；酒女贞子，滋肝肾、强腰膝；炙淫羊藿，益精气，壮肾阳。三药合用，黄芪重在补气，酒女贞子偏于阴，炙淫羊藿专于阳。现代药理也证实，黄芪、女贞子、淫羊藿的提取物均能有效促进免疫调节，纠正免疫低下。对于慢性咳嗽患者，但见有腰背部、周身怕冷，或平素易外感风寒，或常年依赖糖皮质激素治疗、维持的患者，以药激发机体免疫，往往二诊就可纠正机体怕风怕冷的症状，辨证坚持使用，有望逐步减轻对糖皮质激素的依赖。

（六）养阴润肺，益胃生津

李晶教授在治咳上十分重视润养肺胃。不仅有外燥伤肺，对于痰湿为患津液不行致燥、高强度快节奏生活暗耗津液、不良生活方式精亏伏燥，皆可导致肺胃阴亏。慢性咳嗽肺胃阴虚者，症见干咳痰少质黏，口干咽燥喜饮，胃中嘈杂，应以甘寒滋阴生津法润养肺胃之阴，以张仲景麦门冬汤，吴瑭沙参麦冬汤、益胃汤，喻昌清燥救肺汤为常用方。常用药对为太子参、乌梅。太子参，甘、平，健脾气，生肺津，《中药志》载："凡肺虚咳嗽，脾虚泄泻。"乌梅，酸、平，能敛浮热，能吸气归元，能生津止渴。太子参气阴双补，而重在补气，气能生津；乌梅生津，津能载气。太子参、乌梅，酸甘合化阴气，口尝酸甜适口，最适小儿。故见小儿慢性咳嗽不解，伴见形瘦气弱者，或平素易气虚外感不耐寒热者，多能取效；而对于老年患者，兼见有心肾不足者，宜用北五味子易乌梅。

本文出自阮雅倩，赵勇，关伟，李晶. 治疗慢性咳嗽常用药对撷菁 [J].
中华中医药杂志，2022（02）：879-882.

三、从"和法"论治湿热型脾胃病

湿热型脾胃病是指各种原因导致的湿热内阻，气机升降失常，脾胃功能失调为主要病机的一类疾病，以发病率高、缠绵难解、症状复杂为其治疗难点。湿与热胶结，困阻清阳，阻滞气机，易损伤脾胃，单纯清热或化湿都无法祛除湿热之邪，湿邪与热邪一阴一阳，在临床治疗用药时具有一定的矛盾性，李晶教授认为，和法以其和解、调和之法，湿与热同治，清热与化湿并行，使得湿热两清。

和法指的是通过和解、缓和或调和的方法，使半表半里之邪得以祛除，或脏腑、气血、阴阳、表里失和之证得以解除的一种治法。和法既不似汗、吐、下、消等治法力主攻邪，又不似补法专于扶正，而是为了使脏腑恢复原有的状态，即所谓"阴阳自和者，必自愈"。和法又包括分消走泄法、和解少阳法。

（一）分消走泄法

分消走泄法实则包括"分消"与"走泄"两方面，分消即通过开宣上焦、宣畅中焦、渗利下焦，使得湿与热分解，湿邪从三焦分消而走，代表方如三仁汤；走泄则是使用"流动之品"，行气开郁，宣通气机，使气行湿去，湿去则热孤，湿热两分，湿热之邪得解，代表方如温胆汤。

1. 三仁汤——分消湿热

三仁汤出自《温病条辨·上焦篇》，方中以杏仁开宣肺气，合以芳香之白蔻仁，芳化上焦之湿以宣上；半夏、厚朴苦辛性温，可入脾、胃经燥化中焦之湿以畅中；薏苡仁、通草甘淡性凉微寒，渗利下焦之湿即渗下，诸药合用，通过芳化、燥化、渗利之法使湿邪从三焦分利而去；湿去热孤，再加滑石、竹叶，以其甘淡寒之性味，清热利湿以治热，全方充分体现了湿与热分解、三焦分泄湿热之法。吴鞠通原方中使用大量杏仁，且祛湿之品明显多于清热之品，故由此可推断原方用于湿重热轻、病偏上焦者，临证可依据三焦湿热的多少，调整芳化、燥湿与渗利之品的比例；依据湿与热的轻重，调整祛湿与清热之品的比例，辨证论治，可获良效。

2. 温胆汤——走泄湿热

温胆汤方出自《三因极一病证方论》，为叶氏所言"走泄"的代表方。若病后或体内素有痰浊水饮之邪，余热未清，留滞胸膈，必扰少阳温和之气，胆腑贮藏排泄胆汁，少阳胆气被扰，木火上逆，则痰随气逆，胆汁排泄失常，可见热呕吐苦，痰气上逆；邪热蒸腾，胆失宁谧，则见虚烦，惊悸不得眠。本方以半夏、陈皮理气燥湿化痰；枳实破气消积，化痰散痞；茯苓淡渗利水，健脾渗湿。合竹茹以清热化痰除烦；合生姜以止呕。甘草调和诸药，且"入凉剂能泻邪热"，全方虽无专门治胆之品，然温凉并进，寒热并用，使得痰化热清，胆气自和。故"温胆"之"温"，实为温和之温，旨在恢复少阳温和之气。

（二）和解少阳法

和解少阳以和解表里兼益气扶正之小柴胡汤为其代表方，用治少阳证，包括手少阳三焦及足少阳胆经之病变。少阳位于半表半里之间，若湿热之邪阻滞于半表半里之间，常用的清热化湿之品多针对在表或在里之邪，药力不能到达病所故治疗效果差强人意。故在治疗此类疾病时需兼顾湿与热，在伤寒和解少阳的基础上加利湿、化湿之品，同时加强清热之力，使阻滞少阳之湿热之邪得解，少阳枢机得利，做到"和解兼清"。后世医家在此思想的指导下，以和解少阳之小柴胡汤为基础，加减化裁出蒿芩清胆汤、柴胡达原饮等方剂，其中，蒿芩清胆汤偏于和解足少阳胆经，柴胡达原饮偏于和解手少阳三焦经。

1. 蒿芩清胆汤——和解胆经法

此方可理解为温胆汤去姜、枣、草，加青蒿、黄芩、碧玉散，改枳实为枳壳而成。青蒿芳香透散，可清热辟秽化湿，从少阳祛邪外出，"虽较疏达腠理之柴胡力缓，而辟秽宣络之功，比柴胡为尤胜"。故以苦寒芳香之青蒿与苦寒降泄之黄芩配伍，取小柴胡汤之柴胡、黄芩配伍以和解少阳之意，竹茹、枳壳、陈皮、半夏清热燥湿，理气化痰，赤茯苓、碧玉散使湿热从下焦而走，诸药合用，既有温胆汤理气化痰、和胃利胆之法，又有小柴胡汤和解少阳之意，并使湿热从三焦分消而走。蒿芩清胆汤与小柴胡汤均有和解少阳、调畅三焦气机之功，而小柴胡汤偏于气机出入失常，而蒿芩清胆汤偏于气机升降失常，并有分消湿热之功。

2. 柴胡达原饮

柴胡达原饮是由吴又可之达原饮方去知母、芍药，加柴胡、枳壳、青皮、桔梗、荷叶梗，改生甘草为炙甘草而成。达原饮方出自《瘟疫论》，是开达膜原法的代表方剂，吴又可提出瘟疫病为杂气伏于半表半里所致，此处所言半表半里之膜原是指邪气既不在卫表肌腠，也不在脏腑，与伤寒少阳之半表半里截然不同，然而后世学者多认为达原饮为治疗湿热阻滞膜原之方，将膜原之半表半里与伤寒少阳之半表半里混为一谈。《瘟疫论》中强调此方能"直达其巢穴，使邪气溃败，速离膜原"，因此达原饮方实为一种特殊的攻邪之法，并不属于和解之法。俞根初之柴胡达原饮以疏达膜原气机的柴胡与苦泄膜原之火的黄芩相伍为君，以枳壳、桔梗开宣上焦气机，厚朴、草果宣畅中焦气机，青皮、槟榔疏利下焦气机共为臣药，使得三焦气机开达，膜原之邪得以从三焦而外达肌腠，加荷叶梗疏透邪气，甘草调和诸药，诸药合用，调畅三焦气机，透邪外出，和解三焦。故此方虽有达原之名，然实为和解三焦少阳之剂，与吴又可所创开达膜原之达原饮截然不同。

和法的治疗核心在于"和解""调和"，通过和法来治疗湿热型脾胃病，清热而不伤正，祛湿而不伤阴，使脾胃功能恢复正常。和法的四个代表方剂是李晶教授在临床中治疗湿热型脾胃病时的常用方，依证选方，随症加减，往往收获良效。

本文出自姚雨凤，吕蕾晶，李晶 从温病学之和法论治湿热型脾胃病 [J].
实用中医内科杂志，2022（04）：72-74.

四、复发性口腔溃疡临证经验

复发性口腔溃疡又称复发性阿弗他溃疡，是指口腔内黏膜出现溃疡，好发于患者舌尖、唇内侧、舌缘及舌腹、软腭弓等部位，溃疡面大多呈现白色或红色，单次病程较短，但易反复发作，其患病率高居口腔黏膜疾病首位。中医认为，复发性口腔溃疡归属于"口疮""口糜""口疡"等范畴，在减少复发率和复发周期方面具有显著的优势。

（一）气阴亏虚为本，肝郁、湿邪、伏火为标

李晶教授认为气阴亏虚是导致口疮的关键病机，其中以"气虚"为主，"阴虚"为次，"气虚"是导致"阴虚"进而发展为"气阴两虚"的最主要路径；"阴虚"日久导致津液亏损而无法蒸腾化生于气的发病进程，居于次要路径。《脾胃论》言："脾胃气虚，则下流于肾，阴火得以乘其土位。"《丹溪治法心要》云："口疮，服凉药不愈者，此中焦气不足，虚火泛上无制。"脾气亏虚则脾胃的升清降浊功能失常，脾气不升则无法将精微物质和津液上输于口，加之胃阴液枯竭不能上济于口，导致口腔失其濡养，形成溃疡面；胃阴不足则胃的通降功能失常，胃气不降则气血津液转输功能受阻，脉络不通，浊气瘀结，不通则痛；脾胃气虚，土不克水则阴火上泛于口，导致口舌生疮，疼痛延绵不绝。

《医碥》言："百病皆生于郁……郁而不舒，则皆肝木之病矣。"现代社会普遍存在的各方面压力，导致现代人的精神状态一直处于紧张状态；除此之外，繁忙的生活节奏与快餐式和娱乐化的知识形式导致了人们精神上的空虚，精神上的空虚又是造成焦虑抑郁情绪产生的根源。李晶教授认为高度紧张的精神状态和焦虑抑郁等不良的情绪使现代人普遍出现了以"弦脉"为主的脉象表现，《脉经》言"肝病……善恚怒……其脉当弦长而急"，表明"弦脉"在一定程度上代表着肝气郁结不舒的病机特点。情志拂郁则肝木失其条达，气机郁滞，肝失疏泄，则气血为乱，肝升肺降失调，肝肺之血无法上输口腔，导致口腔溃疡面迁延难愈；气机郁结则化火，肝火上炎与溃疡面瘀滞之气血搏结，加重口腔溃疡的疼痛程度，使患者疼痛难忍。

《素问·至真要大论》曰："诸湿肿满，皆属于脾。"脾喜燥而恶湿，湿邪为患则脾首当其冲，湿邪困脾则脾之运化水湿功能失常，水湿不化则脾困愈甚，日久湿邪化热，壅滞三焦。李晶教授认为湿邪困脾原因有二，一则嗜食辛辣刺激、肥甘厚味或暴饮暴食，易导致脾胃运化不及，则湿热之邪困阻中焦；二则长夏多湿，而世人皆喜食冷饮，久居空调房中，汗不得出则湿无去处，日久寒湿郁而化热。湿热之邪壅阻中焦，则脾胃升清降浊运化功能失调，浊邪循经上逆则湿热瘀搏结于口，使口中黏腻不爽，溃疡面迁延难愈，疼痛持久。

《素问》提出"春夏养阳，秋冬养阴"养生之法，然在春夏火性炎上之际，众人嗜食生冷以抗炎热之气候，寒湿之邪趁机阻碍阳气升发，阳不得升则郁阻于内，至冬至时分，阳本应藏于内，然阳郁之气化生伏火，上冲于口，则发为口疮。李晶教授认为伏火多由内郁之火而来，内郁之火过用苦寒之品，虽可解口疮之急，然无法根除郁火，反使郁火深伏于里，遇情志、饮食刺激而复发之。苦寒愈甚，郁火愈难消，久之化生为伏火，发于四季。

（二）经方叠加，用药特色，调摄养生

李晶教授认为经方（泛指历代医家经典方剂）是临床实践"集大成者"，利用好经方对于治疗相关疾病及其延伸部分具有重大的临床意义。经方一般药味较少，专针对某个具体病机而设，然在临床中患者病情往往复杂多变，仅用经方效力略显单薄，因此通过经方叠加一方面可以兼顾更多的症候表现，另一方面也可以提高治疗效果，以达事半功倍之效。

李晶教授虽主张经方叠加，但也注重主次结合，强调主经方在整个辨证论治过程中的决定性作用。慎柔养真汤是李晶教授治疗复发性口腔溃疡最常用的主经方，《慎柔五书》言其治疗"损病六脉俱数……口中生疮"，是治疗中焦气阴两虚的主方。此方由四君子汤合生脉饮两个经方加减而成，方中四君子为补气要方，《笔花医镜》言其主治气虚脾胃不足之症；生脉饮加山药、白芍为滋阴养液之方，意在养脾阴补胃液敛元气，二者相合共奏气阴双补，脾胃共养之效，使脾湿化而不伤阴，敛气阴而无生湿留邪之弊。

临床实际应用中，李晶教授会根据兼证叠加经方，如兼肝郁者，叠之以四逆散疏肝理气；化火者，叠之以化肝煎疏肝泻火。若胃火炽盛者，叠之以清胃散清胃泻火。兼湿热者，若湿重于热，叠之以二陈平胃散运脾化湿；若热重于湿，叠之以三仁汤清热利湿；若湿盛明显，热不显者，叠之以参苓白术散健脾渗湿。若湿邪日久化痰，痰气交阻者，叠之以半夏厚朴汤行气化痰。若湿热阻上焦者，叠之以上焦宣痹汤清解上焦。兼伏火者，叠之以泻黄散达"火郁发之"之效。阴虚甚者，叠之以沙参麦冬汤滋阴润燥。除此之外，临床中也可能出现多个兼证并存的现象，如肝郁与湿热证并存，肝郁与伏火并存，湿热与伏火并存，甚则肝郁、湿热、伏火同时存在的情况，此时，要根据具体情况选用适当的经方进行叠加运用。

李晶教授认为"用药之功"犹如"点睛之笔"，一药一味之差，其治疗效果可能大相径庭。因此，在临床中要注重对点睛之"药对"、"单药"的研究运用。

1. 药对

（1）黄芪、女贞子 两者合用气阴并补。黄芪性甘微温，入脾肺经，《雷公炮制药性解》言其："内托已溃疮疡，生肌收口，外主表虚盗汗，腠理充盈。"女贞子性甘苦平，入肝肾经，《玉楸药解》曰其可"强筋健骨，秘精壮阳，补益精血，长养精神"，二药合用，共奏补气养阴，生津养血，阴阳协调之效。李晶教授习惯用大剂量黄芪配伍少许女贞子治疗顽固性口腔溃疡，大量黄芪可以益气养血、敛疮生肌，少许女贞子可以滋补肝肾、养阴润燥，二者配伍，可益气养阴，培本固元，增强人体正气，加快口腔溃疡面的愈合，同时，黄芪性温偏燥，女贞子性凉偏润，二药合用滋而不腻，补而不燥，协调阴阳，相得益彰。

（2）乌梅、防风　乌梅性酸涩平，归肝脾肺大肠经，《黄帝内经》曰："乌梅味酸，能敛浮热，能吸气归元……酸能敛虚火，化津液。"防风性辛甘温，归肺脾肝经，《长沙药解》言其："燥己土而泻湿，达乙木而息风。"二者相合，一敛一散，散郁火而不伤气阴，敛津液而不留瘀邪，共奏滋阴敛气、散火升清之效。李晶教授常用其治疗口腔溃疡迁延难愈，病情复杂，邪正交争之证候。

2. 单药

（1）蜈蚣　性辛温，归肝经，有毒，《饮片新参》言其"……形长，多脊椎，通督脉，治风痰惊痫痉厥"。汪梅姣等通过实验发现蜈蚣具有很强的镇痛效果。李晶教授认为蜈蚣形长，善"钻缝"，活动灵活，故其"能散能走"之力强劲，可行散于全身，亦可疏通溃疡面瘀滞之经脉，以达"经脉通则痛自止"的目的，是治疗口腔溃疡疼痛难忍的关键药物。

（2）淫羊藿　性辛甘温，归肝肾经，《本草经解》言其"入肾而气寒……，气寒益水；味辛能润，润则阴精充也"；《玉楸药解》言其"荣筋强骨，起痿壮阳"。李晶教授认为复发性口腔溃疡的基本病机是气阴两虚，欲使阴津生化无穷，必在滋阴药中配伍少量的补阳药，以达"阳中求阴，生生不息"之效。此外，叶天士认为淫羊藿四气为寒，寒气归于肾经，故可益肾水；气寒则降，故可降肾阴之火，因此，淫羊藿用于复发性口腔溃疡既可"阳中求阴"，又可"滋阴降火"，为"阴阳共调"之圣药。

（3）升麻　性辛甘微寒，归肺脾大肠胃经，《日华子本草》言其能够"安魂定魄……游风肿毒，口气疳"。李晶教授治疗复发性口腔溃疡时善用少许升麻佐之，升麻其性轻浮，清热功效显著，"清气升则郁火自消"。

复发性口腔溃疡成因众多，但多以情志不畅和饮食失宜为最直接发病因素，因此，李晶教授认为调畅情志、合理饮食是除药物治疗复发性口腔溃疡之外的重要手段。在调畅情志方面，李晶教授通常采取心理疏导、中药治疗以及运动干预的方式，心理疏导往往贯穿于诊疗的全过程，通过望闻问切的方式了解患者的心理状态，并根据具体情况给予一定的心理暗示和心理安慰，此方法虽简单，但往往对于缓解患者紧张焦虑状态具有一定的效果；此外，运动干预也是调节情志的重要手段，情志不畅的人往往缺乏运动，导致全身肌肉神经长期处于抑制状态，影响人体气机的升降，进而导致肝失疏泄诱发疾病，运动往往可以促进人体气机的运动，激发人体代谢的功能，进而恢复肝的疏泄功能；然而，运动要适度，过度运动则会伤津耗气，进一步损伤人体的正常生理功能。

《随息居饮食谱》曰："人以食为养，而饮食失宜，或以害身命。"说明饮食失宜也是百病丛生的重要因素，甚则危及人之性命。李晶教授认为合理饮食重在平衡饮食结构，规范饮食时间，纠正"四气五味"偏嗜。对于复发性口腔溃疡患者来说，首先要禁食辛辣刺激、肥甘厚味之品；其次要多食富含维生素 C、叶酸、维生素 B_{12} 等微量元素的蔬菜水果，如胡萝卜、柑橘等；此外要规律饮食，饥饱适宜，以免增加脾胃之负担。

本文出自李光伟，李晶. 李晶教授治疗复发性口腔溃疡临证经验［J］.

光明中医，2023（01）：53-56.

五、临床用药思路

（一）中药的具体辨别

李晶教授认为，中药的运用，不可局限于功效的层面，更要认识到药的性味归经。①从药的属性来说，具体要辨别药的寒热温凉，如止血药的运用，要具体到是寒性止血药，如大蓟、小蓟；还是热性止血药，如艾叶、灶心土。②从药的性味来说，具体要辨别药的酸苦甘辛咸，明晰中药的作用趋势，如乌梅性酸，主收涩；黄连性苦，主清下；麻黄性辛，主发散；甘草性甘，主温补；补骨脂性咸，主散结。③从药的归经来说，具体要辨别药物所到达的部位，如黄芪达肺脾两经，山茱萸达肾经，柴胡达肝胆两经等。

（二）中药的具体运用

李晶教授认为中药的功效多样，不可能一尽用之，要想中药的具体功效达到自己的目的，对它的控制就显得格外重要。一是选择不同的炮制手法，醋制加强止痛作用，炒制偏于入脾胃，炒炭加强止血功效，酒制加强活血功效。如大黄的功效，生用泻热通便，酒制活血祛瘀，大黄炭则能起到止血功效。二是控制中药的煎煮时长，不同的煎煮时长会有不同的功效，如大黄后下可增强泻下通便之效，久煎则具有涩肠止泻的作用。三是控制中药的用量，不同的用量可达到不同的功效，如牛膝，大量用可补肝肾强腰膝，少量用便可起到引经的作用，除此外，中药用量的核心在于灵机活变，根据病情的程度，具体控制中药的克数，此所谓"中医不传之秘在于用量"。

此外，要根据病性，选择中药的归经；根据病位，选择中药的材质和性味。如"治上焦如羽，非轻不举，治中焦如衡，非平不安，治下焦如权，非重不沉"。病位在上焦，要选取辛味或苦味、材质轻、归心肺经的中药，如麻黄汤中麻黄配杏仁，升降相因，契合肺主宣降的生理功能；病位在中焦，则选取甘味或酸味、材质适宜、归肝脾胃经的中药，如生脉饮中人参配麦冬，润燥相济，契合脾喜燥恶湿、胃喜润恶燥的生理特性；病位在下焦，要选取淡味或咸厚之味、材质重、归肾膀胱大小肠经的中药，如六味地黄丸中茯苓配酒萸肉，补泻并收，契合肾主封藏的生理功能。

（三）中药药对的临床应用

1. 黄连、补骨脂

《神农本草经》曰："黄连，味苦寒。主热气，目痛，眦伤，泣出，明目，肠澼，腹痛，下利，妇人阴中肿痛。"黄连，清热燥湿，泻火解毒，善清上焦之火，尤其心胃之火，可治疗湿热下注之泻痢；《方外奇方》曰："破故纸属火，收敛神明，能使心胞之火与命门之火相通，故元阳坚固，骨髓充实，涩以固脱也。"补骨脂，味辛苦，性温，归肾脾经，有温肾助阳，纳气平喘，温脾止泻之功效，用于治疗脾肾两虚之久泻、五更泻。李晶教授针对上盛下虚之泄泻，常将两者相配，往往能起到奇效。

2. 黄芪、连翘

《神农本草经》曰："黄芪，味甘，微温。主痈疽久败疮，排脓止痛……"黄芪除补气健脾外，还有敛疮生肌的功效，治疗气虚无力推动之痈疽难溃，久溃不敛；《神农本草经》曰："连翘，味苦平。主寒热，鼠瘘，瘰疬，痈肿，恶疮，瘿瘤，结热，蛊毒。"连翘有清热解毒，消肿散结的功效，治疗风热、热毒或疮痈日久硬结之症。黄芪配连翘，补气敛疮、清热解毒散结，适用于心火上炎、久不收口、虚实夹杂之口疮，李晶教授常用此药对治疗顽固性口腔溃疡和面部痤疮等疾病。

3. 麻黄、熟地黄

此对药经验源自方剂阳和汤，《外科症治全生集》曰："治之之法，非麻黄不能开其腠理，非肉桂、炮姜不能解其寒凝，此三味虽酷暑不可缺一也。"《神农本草经》曰："麻黄，味苦温，主中风伤寒头痛温疟，发表，出汗，去邪热气，止咳逆上气，除寒热，破症坚积聚。"麻黄，发表邪散寒滞；《本草汇言》曰："熟地稍温，其功更溥。久病阴伤，新产血败，在所极需者也。"熟地黄为蜜炙熟的生地黄，味甘苦，性寒，补血滋阴，益精填髓，虽滋补肾阴之力甚于生地黄，但味更腻于生地黄，更易碍胃。两者相配，取熟地黄滋补之力的同时，配合小剂量麻黄辛散之力，使其补而不滞，滋而不腻。此为李晶教授常用滋补肾阴的经验。

4. 白及、山药、三七

《神农本草经》曰："白及，味苦平……主痈肿，恶疮，败疽，伤阴，死肌……"白及，有收敛止血、消肿生肌的功效，治疗痈疮肿毒等症；《本草求真》曰："山药，本属实物，古人用入汤剂，谓其补脾益气除热。然……气虽温而却平，为补脾肺之阴，是以能润皮毛、长肌肉……生捣敷痈疮，消肿硬，亦是补阴退热之意。"山药，有补肺脾肾之气阴两虚之效；《本草纲目》曰："三七……近时始出，南人军中用为金疮要药，云有奇功。"《医学衷中参西录》曰："三七，善化瘀血，又善止血妄行……疮疡初起肿痛者，用之可消。"三七，味甘微苦，性温，有散瘀止血、消肿定痛之功，可散疮痈肿毒日久成瘀成结者。胃溃疡、十二指肠溃疡相当于中医之内痈，李晶教授常用此三药相合，治疗慢性胃炎、胃溃疡、十二指肠溃疡、胃食管反流病等胃、食管黏膜受损而出现胃灼烧痛、反酸、烧心等症状的疾病。其中原理在于，其一，白及敛疮生肌，三七散瘀消肿，山药通过补肺脾肾之气阴，能疗痈疮，三者体现李晶教授治内痈之散、托、敛之法；其二，三药性状为粉末状，到达肠胃有直接保护胃肠黏膜之功效。

5. 乌梅、龙胆

《神农本草经》曰："乌梅，味酸，平。主下气，除热烦满，安心，止肢体痛，偏枯不仁，死肌，去青黑痣，恶肉。"乌梅，酸涩平，归肝、脾、肺、大肠经，有敛肺生津之效；《神农本草经》曰："味苦涩。主骨间寒热，惊痫，邪气续绝伤，定五脏，杀蛊毒。"龙胆，味苦，性寒，归肝胆经，有泻肝胆火之功。两者相合，乌梅酸涩之味制龙胆苦燥伤阴之弊，独留龙胆清肝胆之力。李晶教授常用此药对治疗湿热黄疸，湿疹瘙痒，目赤，耳鸣耳聋，胁痛口苦之肝胆实火之症。

6. 杏仁、枳壳

杏仁入肺、大肠经；枳壳苦泄辛散，下气化痰，枳壳性浮主至高之气，性善下行走大肠，二者相合为肺肠同治药对。杏仁与枳壳的配伍，实乃叶天士所好，叶天士在《临证指南医案》中提到："肺病，辛以散邪佐微苦以降气为治……以苦降其逆，辛通其痹。"认为治上焦当质轻清，以舒畅肺气，性微苦微辛，以宣散肺气。杏仁与枳壳的配伍在临床上治疗以肺病伴有大便不畅者，或上焦气机不利见胸膈以上气有郁闭者，清窍失和者，效佳。

7. 茜草、紫草、旱莲草

此角药取源于国医大师干祖望先生自拟的"脱敏汤"，以茜草凉营活血；紫草凉血止痒；旱莲草（即墨旱莲）清热活血，用于过敏性鼻炎。现代药理证实，紫草、旱莲草均能调节机体免疫，抑制变态反应。临床上李晶教授将此三草作为治疗过敏性鼻炎的基本角药，尤其适用于无明显虚象的小儿及中青年患者；对于继发于急性呼吸道感染，反复应用抗生素治疗后，遗留咳嗽迁延不愈者，李晶教授则常以轻宣疏透之品合三草解热通络，往往取得速效。

8. 太子参、乌梅

太子参，甘、平，健脾气，生肺津，《中药志》载："治肺虚咳嗽，脾虚泄泻。"乌梅，酸、平，能敛浮热，能吸气归元，能生津止渴。太子参气阴双补，而重在补气，气能生津；乌梅生津，津能载气。太子参、乌梅，酸甘合化阴气，口尝酸甜适口，最适小儿。故见小儿慢性咳嗽不解，伴见形瘦气弱者，或平素易气虚外感不耐寒热者，多能取效；而对于老年患者，兼见有心肾不足者，宜用北五味子易乌梅。

——由秦水峰整理

六、从"湿"辨证论治的诊疗思路

随着社会环境和人们生活方式的改变，人的体质也随着发生了相应的改变。在南方，多患以湿邪为主的疾病，但近年来，随着空调在北方的普及，以及夏天肆意吃冷饮、凉性水果等，人体自然遇热出汗的生理机制被打乱，大量水分无法通过汗液排出体外，导致人体内湿邪为患，发为疾病。李晶教授针对临床上出现的湿邪为患的情况提出"湿邪不去，病必不安"的观点。他认为只有彻底地祛除湿邪，才能真正地治愈疾病。

（一）湿邪性质和致病特点

李晶教授认为要祛除湿邪，首先要明确湿邪的性质和致病特点。湿邪的性质和致病特点反映在湿邪致病的不同层面和角度，意义各不相同。如表现以重浊为主，湿邪犯表，则令人头身困重，四肢酸楚；若湿滞经络、流注关节，则关节酸痛、沉重、活动不利，痛处不移，甚则关节变形；若湿阻下焦，则小便混浊、不利，大便溏泄，或下利脓血，甚至妇人带下黏稠腥秽等。如表现以黏滞为主，一是湿病症状多黏腻不爽，如患者表现为小便不畅，大便黏滞不爽等；二反映在病程上，缠绵难愈，如风湿病、湿温病。如表现以阻遏气机为主，湿邪黏滞，留滞于脏腑经络，常常阻遏气机，使气机升降失常，出现胸脘痞闷，小便短涩，大便溏而不爽等症状。如表现以趋下为主，湿邪的本质是水液，水属肾脏，居于下焦，且其质重浊，故湿邪有下趋之势，易伤及人体的阴位。因此，对于由湿邪引发的疾病，决不能单纯地施行攻法或补法，而应根据湿邪的致病特点，采取化湿、燥湿、渗湿、利湿、胜湿等不同祛湿之法，以达到有的放矢的治疗效果。

（二）祛湿五法

清代吴瑭在《温病条辨·中焦》中云："逐邪者，随其性而宣泄之，就其近而引导之。"不同的祛湿之法对应不同的病机：①所谓化湿，即"中满者泻之于内"，是指用辛香之药化湿醒脾，如藿香、佩兰等药物；②燥湿是用苦而温燥之药燥湿健脾，如陈皮、白豆蔻等药物；③渗湿、利湿都是用甘淡之药渗利水湿，渗湿是从脾走，健脾渗湿，如白术、白扁豆等药物，利湿即"其下者，引而竭之"，是指利用肾的气化作用使湿从小便而走，如茯苓、猪苓、泽泻等药物；④胜湿即"其有邪者，渍形以为汗；其在皮者，汗而发之"，是指用辛温之药发汗胜湿，使湿从表走，如防风、荆芥等药物。化湿和燥湿，本质一样，只是程度有轻重，燥湿力度更大；渗湿和利湿，本质一样，也是程度不同，利湿为渗湿之渐，属于渗湿的质变，有利小便之功效。

除此之外，还可以通过理气的方式加强除湿的效果。湿邪阻滞可引起气机不畅，气机郁滞又加重湿邪困阻，二者形成恶性循环。湿邪因其黏滞之性最易阻遏气机，使肺失宣降、肝失疏泄、脾失健运，脏腑气机升降失常，经络气血阻滞不通，故而湿邪除"重浊"之外，亦常兼有大便黏腻不爽、小便滞涩不畅及胃脘部胀闷不适等症。因此，李晶教授在临床上一直强调"治湿勿忘治气"，常在祛湿剂中佐以理气之药，一是通过宣通气机直接消除由湿阻所引起的气滞兼症；二是取气行则水行，水行则湿化之意；三是调理脏腑气机，通过恢复肺主宣降、肝主疏泄、脾主运化的生理功能，使湿邪随之而化，此有正气复、湿自除之意。治疗上常以三仁汤为基础方进行加减。

（三）辨证祛湿

目前，李晶教授主要从两个方面辨证论治湿邪为患的疾病。

一是根据湿邪所在部位论治。

（1）从上焦论治　湿邪侵犯上焦，则胸闷咳嗽，面垢眵多，头重如裹，"其高者，因而越之"，可用汗法祛邪从表散，如麻黄汤、桂枝汤之类，或健脾升清之法，清气上则湿气下，如参苓白术散之类。

（2）从中焦论治 湿阻中焦，气机不利，脾胃运化失职，水谷精微不生，则倦怠乏力，脘腹痞满，泛恶，食欲不振，口腻或口甜，可用辛香之药化湿醒脾，如藿香正气散之类，或用苦而温燥之药燥湿健脾，如平胃散之类。

（3）从下焦论治 湿注下焦，则腹胀便溏，小便不利，或小便浑浊，妇女白带量多，甚则肠中湿邪搏结瘀血，导致下痢脓血，可用甘淡之药渗湿利湿，如五苓散之类；湿邪留滞经脉，则肢体闷重酸困，可用辛温之药发汗胜湿，如羌活胜湿汤之类。

二是根据湿邪的属性论治。湿从热化，用苦燥而寒之药清热祛湿，如甘露消毒丹之类；湿从寒化，用温燥之药温化寒湿，如真武汤之类。湿无寒热之化，用甘淡之药渗利水湿，如三仁汤之类。

总而言之，祛湿之法各有优势，不可执着于其中一种，更不能无中生有，应随湿邪具体的存在和表现形式即病机，而用相应的治法治之。此外，湿之形成，究其根本是正气不足，所以祛湿之法只是辅助，要彻底治愈疾病，还是要运用不同的办法，恢复人体正气，使湿邪去而不再生，达到治病求于本的目的。

——由张文华整理

第三节 论 文 选 读

一、老年脾胃病诊治心得

老年患者群最重要的特点是慢性患病率高，其复杂的病因、病机，使得医者临证时往往难以下手。喻嘉言曰："胃气强则五脏俱盛，胃气弱则五脏俱衰。"治疗老年患者疾病从脾胃着手是长期以来中医临床实践的总结。脾胃为一身之枢纽，调理脾胃对治疗其他疾病有关键作用，由于老年人的生理特点，一是气血不足，二是津液易亏。既患胃病，胃气易虚，胃阴亦常不足，脾胃功能受损，但仍须摄食水谷，气机失于调畅，故常表现本虚标实的证候。其脾胃已然受损，证治复杂，若不有效调理，不但会加重其他原发病的病情，脾胃亦会愈来虚损。笔者在诊疗老年脾胃病的过程中，参各家学说，结合自己的一些心得经验，验于临床，疗效尚尽人意。现不避浅陋，报道如下，请同道斧正。

（一）辨证论治

1. 气阴双补

由于生理特点的影响，胃气虚者易伴阴虚，阴虚者其气亦虚。脾喜燥而恶湿，胃喜润而恶燥，润燥失度则常见气阴两虚，如胃脘隐痛、嘈杂，如有火灼，饥不欲食，渴而不能多饮，时恶心、干呕，大便易溏或干结难解，舌红少津或干或剥。

气阴两虚者不宜单纯补气或补阴，健脾不宜过燥，益胃不宜过滋，以甘温、甘凉、甘平为治疗法则。常用麦冬、石斛、沙参、白芍、乌梅、丹参、川楝子等滋阴药物，合山药、扁豆、莲子肉、太子参、生黄芪、生地黄（伍砂仁）等补气药物气阴双补。对于老年女性可先用太子参，如服后舒服再改用党参；阴虚较重者可配药对如太子参合白术、太子参合黄芪、白术合山药、太子参合乌梅、乌梅合生山楂、乌梅合生甘草等。《临证指南医案》中叶天士以乌梅合木瓜治胃阴不足、津液不生，余验之临床，以乌梅、木瓜治疗胃酸缺乏之胃动力不足者甚效。

2. 升降并调

脾胃为全身气机升降之枢纽，黄元御曰："脾主升清，胃主降浊，在下之气不可一刻不升，在上之气不可一刻而不降。一刻不升则清气下陷，一刻不降则浊气上逆。"脾胃受损，升降失司，内而五脏六腑，外而四肢九窍，均会发生各种病变，是为"内伤脾胃，百病由生"。脾与胃一脏一腑，一升一降，一运一纳，一燥一润，证治不同，脾宜升提，以运为健，胃易通降，以通为补，临证时须脾胃同调，升清降浊。老年患者表现为肝胃气滞者，治法亦宜疏肝和胃，调其升降。若一味补益升提，则胃气愈加壅滞，如单用疏理，则胃气愈加虚陷。脾胃同治，升降并调，关键在于正确辨证、掌握分寸。腹胀便稀，以升清为主，腹胀便干，以降浊为主；吸收功能较弱者，以升提为主，胃肠蠕动较慢者，以通降为主。降胃用苏子、莱菔子、枳实、木香、厚朴、大黄、槟榔、刀豆、大腹皮等，健脾益气则可选黄芪、党参、薏苡仁、山药、升麻、柴胡、葛根等。枳壳、木香、陈皮可升可降，无论脾病、胃病皆可使用。临证时常以木香、佛手、香橼、陈皮、柴胡、苏梗等配杏仁、桔梗、枳壳，或以郁金、杏仁开宣肺气，或用竹茹配刀豆、柿蒂降胃气，或用木蝴蝶、娑罗子宣通肺胃。同时根据老年人易气阴两虚的病机特点，需要注意用药时需防辛燥太过，伤其胃阴，以期气机条达，而不致胃阴匮乏。

3. 导滞消食

老年人气虚阴阳亏虚，脾胃功能不足，纳运无力，容易导致食滞，从而引发脾胃病的发作或加重。因此临证可根据症状，酌情加一些消食导滞的药物。常用药有神曲、麦芽、谷芽、山楂、鸡内金、莱菔子等。伤于酒食者重用神曲，伤于面食者重用麦芽，伤于谷食者重用谷芽，伤于肉食者重用山楂，伤于甜食者可用佩兰、炮姜、陈皮。由于老年人中阳不足，稍进食生冷，则脾胃运化失司，若此可佐用温胃之肉桂（1～1.5g）、高良姜（6～9g）、公丁香（1～3g）等；若为阴不足而兼食滞者可佐以白芍、乌梅、蒲公英、神曲、生山楂。凡脾胃气虚而兼食滞，均可加用白术。

4. 湿热宜清、润燥结合

老年脾胃患者多湿多热，其脾气易虚，易被湿困，胃阴多亏，易被热蒸。同时由于肝胃同居中焦，肝体阴而用阳，性喜条达，若肝郁化火，常殃及脾胃。或临证多见患者胃脘或痛或嘈杂如火灼，口黏、口甜，口干不欲饮，饥而不欲食，小便色黄，大便不畅，舌红苔黄腻，脉滑数。对于此类患者，湿邪宜温化，热困宜清化，常选用生（或炒）白术、生（或炒）苍术、白蔻仁、薏苡仁、滑石、石膏、知母、栀子、石菖蒲、石见穿、扁豆、茯苓等药物。对于郁热者常取化肝煎中牡丹皮、白芍、浙贝母，或选用左金丸。另外少量黄芩、黄连既可祛湿除热，又可坚阴厚肠，余屡用不爽。常用药对如陈皮合栀子，杏仁合薏苡仁、白蔻仁，藿香合杏仁、白芍，石菖蒲合茯苓、白术，薏苡仁合吴茱萸、黄连或浙贝母。

考虑到老年人的生理特点，临床中一定要注意化湿防辛燥过度，清热勿过于苦寒。化湿之苍术、厚朴、藿香、佩兰不可久用、重用，可用石菖蒲、郁金等；清热之滑石、石膏不可久用、重用，可用知母、牡丹皮等。

5. 风动胜湿、护膜活血

吴谦在《名医方论》中说："补中之剂，得发表之品而中自安；益气之剂，赖清气之品而气益倍。"脾病多见脾不升清致神疲乏力、头晕目眩、纳谷不化、腹胀、泄泻等，然"风胜而动"也，风药的升发之性可促进脾主升清的作用。因此在治疗用药时，应注意到脾以升为健的生理特点，对于脾胃病夹湿较重的患者，酌加少许风药，常获良效。余常用柴胡、升麻、羌活、防风、藁本、葛根、荆芥等风药以鼓动胃气、醒脾化湿。药对：防风合白术、生地黄合荆芥、枳壳合防风等。需要注意风药用于脾胃系统疾病，药味不能太多，用量也宜小。

阴虚化热，易灼伤血络，因此临证中对于老年有溃疡出血患者要注意护膜，常用药有山药、白及、百合、浙贝母等。对于有大便潜血阳性患者或有小量出血患者可配用地榆、仙鹤草、三七粉等凉血、止血、活血药。

（二）典型病例

患者，男，75岁，2012年8月2日初诊。主诉：口腔溃疡、牙龈痛，脐上腹部不适一年余。症见：口腔溃疡，疼痛难忍；牙齿松动，牙龈疼痛，灼热。每于进餐两小时后脐上腹部隐痛。畏寒，头晕，神疲乏力，自觉双下肢无力。曾行胃镜，示"十二指肠溃疡"。食欲可，因口腔溃疡而不敢进热食。大便干，3～4日一行。查体见：舌红无苔，舌体两侧各一个0.3cm×0.5cm大小溃疡。脉细数。

处方　太子参15g，乌梅10g，生山楂10g，蒲公英6g，炒白术15g，炒山药15g，白及10g，浙贝母10g，竹茹3g，黄连3g，吴茱萸1g，刀豆10g，生甘草10g，郁金6g，4剂。

二诊（8月6日）　服上药后，口腔溃疡与牙龈疼痛皆有改善，头晕、乏力减而未除。守上方，改黄连为2g，加龙胆草5g，神曲10g，玄参6g，生地黄15g，麦冬15g，高良姜3g，5剂。

三诊（8月13日）　口腔溃疡、牙龈疼痛已基本痊愈。脘腹仍有拧痛感。口干，舌红，舌面出现薄白苔。

处方　太子参15g，乌梅10g，生山楂15g，神曲10g，龙胆草6g，蒲公英10g，白及10g，浙贝母10g，黄连6g，吴茱萸1g，炒白术10g，炒山药15g，石斛10g，沙参10g，辛夷6g，生地黄15g，麦冬10g，全瓜蒌15g，枳壳10g，延胡索10g。6剂。

四诊（8月20日）　服上药后，脘腹隐痛基本消失，偶有小犯。头晕、双下肢无力好转。舌偏红苔薄白。守上方，加川楝子5g。6剂。并嘱以陈皮10g，麦冬15g，乌梅15g，生山楂15g代茶饮以收工。

按　老年人生理特点为气血不足，阴液易亏。该患者既有胃病，胃气已虚，胃阴亦不足。脾胃功能受损，但仍须摄食水谷，如此循环，故表现为本虚标实的证候。胃痛日久，郁热伤阴，胃失濡养，故见胃痛隐隐。阴虚津少，无以上承，则口燥咽干，口疮经久不愈；阴虚液耗，无以下溉，则肠道失润而大便干结。舌红无苔，脉象细数皆为阴虚郁热所致。病机既明，故治疗时须气阴兼顾，气机升降同调。太子参补气生津，乌梅、山楂、生甘草合用酸甘化阴兼消食滞，麦冬、沙参、石斛甘凉养胃阴，黄连、吴茱萸、龙胆草等清肝胃郁热，刀豆、竹茹、枳壳等同调脾胃升降，白及护膜宁络，神曲、麦芽消食导滞助脾胃运化。如此药证相符，故收良效。

本文出自李晶，赵莉娟，崔长虹，等. 老年脾胃病诊治心得 [J].

世界中西医结合杂志，2012，7（12）：1064-1065.

二、九窍病从肝论治探讨

肝为人体的重要脏腑之一，为魂之处，血之藏，筋之宗。肝在五行属木，主动，主升，开窍于目。林珮琴在《类证治裁》里说："肝木性升散，不受遏抑。"又说："诸病多自肝来。"认为肝经病变常能影响他脏发病。《素问·生气通天论》曰："五脏气争，九窍不通。"说明五脏气相争而紊乱，可导致九窍不通而发病；而肝疏泄功能直接关系着气机的调畅，继而影响着九窍生理功能和病理变化；观之临床，肝木病变殃及九窍发病，殊不少见：笔者在学习及从事教学、临床工作中体会到肝与口、鼻、耳、目、前后二阴在生理上、病理上有较为密切的关系，而且九窍疾病从肝论治，往往显效。对此笔者有粗浅的认识和体会，兹对其生理、病理及临床关系探讨如下。

（一）肝与目

目为肝之窍，肝脉直接上连目系，肝所藏的精微物质，通过肝脉上输至眼，使目得以滋养，从而维持其视觉功能。正如《素问·五脏生成》曰："肝受血而能视。"《审视瑶函》中更进一步说："夫目之有血，为养目之源，充和则有发生长养之功，而目不病，少有亏滞，目病生矣。"可见眼之能够明视万物，肝血的濡养尤为重要。然气为血之帅，肝体阴而用阳，凡供给眼部的血液，无不依赖于肝气的推动。《灵枢·脉度》云："肝气通于目，肝和则目能辨五色矣。"这就强调了只有肝气冲和条达，血液流畅，目才能够视万物，察秋毫。

在临床上，疲劳过度直接耗伤肝血，或烦恼急躁，气机郁结可导致营血不能上荣于目，而出现两目昏花，视物不清或干涩不舒。若暴怒伤肝，郁而化火，则炼津为痰，痰湿瘀阻窍道，神光被蒙，可致双目昏朦如烟如雾，甚则盲无所见。《审视瑶函》中有类似的记载："肝主怒，怒则火动痰生，痰火阻隔肝胆脉道，则通光之窍遂蔽。"可见目疾与肝的关系非常密切。其从肝论治主要适用于肝郁气机不畅或痰火上蒙目窍所致的一切内外障眼病，兹举从肝论治暴盲一例，以资参考。

谢某，女，36 岁。双眼视力突然下降 12 天，伴眼球压痛及眼球转动后疼痛，头痛目眩，心烦，胁痛口苦，大便秘结，小便短赤。查双眼外观端好，视力左 0.1、右 0.2，眼病检查双眼视乳头充血，边缘模糊，视网膜静脉扩张；舌质红，苔黄厚，脉弦。辨证属肝火亢盛，治宜清肝泻火，用龙胆泻肝汤加夏枯草、大黄。服药 15 剂，双眼视力 0.5，但仍胁痛，口苦，舌尖下有瘀点，脉弦。此为肝气郁结，气滞血瘀，治以疏肝解郁，活血化瘀，方用逍遥散加减。服 45 剂，双目视力达 1.2。

（二）肝与鼻

鼻属清窍，居面中而为阳中之阳，是清阳交会之处，胆（肝）之经脉，曲折布于脑后，并交结于鼻。肝主升发，属木；肺在窍为鼻，属金，其气以清降为顺，肝气调畅，则"肺和则鼻能知香臭矣"。

若肝之气机条达失畅，郁而化火，刑金犯鼻，损伤阳络则血从鼻窍外溢而为鼻衄。正如《三因极一病证方论》曰："病者积怒伤肝……动血，蓄聚不已，停留胸间，随气上溢，入清气道中，发为鼻衄。"若肝胆有热，可循经犯鼻，或循经移热于脑，下犯鼻窍则出现鼻塞，流脓涕，嗅觉减退等。故《素问·气厥论》曰："胆热移于脑，则辛頞鼻渊……浊涕不止也。"

观之临床，鼻衄、鼻渊等证，从肝论治较为多见，且疗效较佳。如笔者曾治一例。

赵某，女，34 岁。患者平素急躁，近日因生气后出现鼻衄，伴头昏，口干，舌红，苔黄，脉弦数。用冷水敷额头可暂时止血，数小时后又渗出血。查：鼻黏膜充血，鼻中隔前下方毛细血管怒张。辨证为肝火上炎，肺络受损而致鼻衄，用龙胆泻肝汤加白茅根、牛膝，以清泻肝火、凉血止血。方中牛膝引火下行，折其火热上炎之势，服药 2 剂后衄止，鼻黏膜充血消失。

（三）肝与口

口包括口唇、舌、咽喉在内。《灵枢·经脉》谓："肝足厥阴之脉……循喉咙之后，……其支者，从目系下颊里，环唇内。""厥阴者，肝脉也……而脉络于舌本也。"说明肝与口、舌、咽喉有密切的联系。临床上常见肝阳上亢和肝火上炎而致的口舌生疮、舌强、舌歪等证。其病变多为肝经热盛引起的口舌的实热证。故《医方考》称："肝胆气虚，口苦舌疮。"若肝气郁结，疏泄升降失常，则影响咽喉的正常生理功能，出现病理变化。情志不舒，肝气夹痰上逆，则咽部如梅核气所塞，时轻时重，上下移动。肝郁日久，化湿为火则见口燥咽干，咽痛作红。若肝气郁结化火，火循气逆，咽喉经气壅滞，会厌机窍不利而成失音之症。《景岳全书·声喑》说："愤郁猝然致喑者，肝之病也。"景岳把这种病变结果称为"气闭致喑"。在这种情况下，患者往往出现胸胁闷塞，口苦、脉弦等肝经症候，从肝治之，往往收效。如口疮论治一案。

张某，女，38 岁。自述半年来，口疮反复发作，缠绵难愈，伴口苦口臭，耳鸣，心烦易怒，胁痛，便秘尿赤，经中西药治疗，均未奏效。遂按肝胆实火辨证，用龙胆泻肝汤直泻火邪从小便出，服药 10 余剂而愈。

（四）肝与耳

耳乃宗脉所聚，司听觉而为肾窍。《医学心悟·卷四》曰："足厥阴肝、足少阳胆经，皆络于耳。"且"肝肾同源"，《辨证论·耳病门》也曰："肝为肾之子，肾气既通于耳，则肝之气未尝不可相通者。"

在病理上多种耳病常常由肝脏功能失调所引起。《素问》曰："肝病者……虚则……耳无所闻，气逆则头痛，耳聋不聪。"验之临床，情绪抑郁，内伤于肝或精神刺激，肝火上炎，或暴怒伤肝均可致气滞厥逆，阻塞脉络而产生气闭耳聋；或肝血不足，不能循经上荣于耳，耳失所养致虚则耳无所闻。《丹溪心法》曾曰："耳聋皆属于热，少阳厥阴热多。"说明耳聋除上述原因外，肝胆湿热循经搏结耳窍，也是导致耳聋发生的一个原因。故在临床上耳眩晕、耳闭、耳鸣、耳聋、耳疮等均可从肝论治。如治一妇人因怒发热，每行经两耳出脓，两太阳穴作痛，胸胁乳房胀痛，或寒热往来，或小便频数，或小腹胀闷。皆属肝火血虚，先用栀子清肝散 2 剂。又用加味逍遥散数剂，诸症悉退，乃以补中益气汤而愈。

（五）肝与前阴

前阴主司小便，其病多见小便淋漓涩痛或癃闭，以及外阴灼热，红肿痛疼，生疮等。厥阴肝经循少腹，绕阴器，经气的疏利与否，直接影响着前阴。单就癃闭证而言，其病虽责于膀胱，但致病之由往往因肝而致，《黄帝内经》云："肾司二便……其职在肝。"如内伤七情，引起肝气郁结，疏泄不及，常可影响三焦水液的运化及膀胱的气化，致水道通调受阻，形成癃闭。正如《本草纲目》记述："肝实则癃闭。"此外《灵枢·经脉》中也有类似的记述："肝厥阴之脉……是主肝所生病者……闭癃。"在临床上癃闭等小便异常的病证从肝论治也往往获效。

张某，男，45 岁。患慢性肾炎经年，全身轻度浮肿，有中度腹水。复感外邪发热，经多方治疗，而热仍持续不退，尿量减少，浮肿与腹水亦同时增进，面部潮红；苔黄，汤水入口即吐等症，投小柴胡汤随证加减，连服 10 剂，尿量由 500ml/d 增至 3200ml/d。浮肿及腹水显著减退。

（六）肝与后阴

后阴古称魄门。肾开窍于后阴，大便之排泄关系在于肾，故景岳说："所以二便之开闭，皆肾脏之所主。"依肝肾经脉相通之理，肝也与之相关。《素问》曰："魄门亦为五脏使。"说明魄门与五脏均有联系。其中脾主肌肉，魄门的正常启闭也有赖于脾。然肝与脾密切相关，在生理上肝木疏泄，有助于脾土运化之功，肝脾协调则脾运化功能正常，清升浊降，魄门启闭自如。且肠腑以通为顺，肝则能调畅脏腑气机，使腑气畅通。若肝气不和，气机壅滞，腑气不通，则魄门启闭不利，大便坚涩难下，而为气秘；若肝疏泄失常，不能协调脏腑气机，肝脾气机失调，使脾失健运，内湿而生，则肠腑、魄门排泄糟粕功能紊乱而发生溏泄或肛门病。如《类证治裁》所说："肝木性升散……郁则经气逆，为噫、为胀……为飧泄，为疝，皆肝气横决也。"就临床所见泄泻、便秘、肛门病的发病可由情绪过激或所欲不遂等原因，使疏泄失常，气机不畅所成。病理关键是肝旺脾虚，正如张景岳所述："此肝脾二脏之病，盖以肝木克土，脾气受伤而然。"

王某，女，29 岁。患者大便时出血，量多，色鲜红，常在情绪不佳及经期前加重，伴有大便不爽、异物感，偶觉疼痛，纳呆，尿黄短浊，苔黄腻，脉弦数。查痔核较大，如花生米，色紫红。证属肝胆湿热下注，用龙胆泻肝汤加减主治，服 4 剂后诸症减轻，18 剂后异物感消失，出血也止。

综上所述，"窍"即孔窍，是机体与外界相通的要道。耳、鼻、眼、口是清气出入之道，前后二阴是浊气出入之道，肝的气机条达，有助于升清降浊，可使清浊各行其道。气机的升降出入是机体脏腑组织的综合作用，而肝的气机调畅在机体整体气机升降出入中占有主导地位。肝之气机失畅，则五脏气机升降失常，继而可表现为各孔窍的病症。

此外肝与九窍在生理上、病理上密切相关，还表现在肝通过经脉直接或间接与九窍相连。这是肝与体表九窍器官之间病变影响的重要渠道，其中以肝经直接循行的孔窍和相合脏腑胆直接循行的孔窍表现最为明显。例如，肝火直接上蒙目窍；肝郁致咽喉经气壅滞而成的失音之症；以及肝胆湿热在上表现为耳痛、溢脓；在下则表现为小便淋浊，妇女湿热带下。

肝还可通过脏腑间五行生克关系的影响，继而影响九窍发病。其中有相生异常，如子盗母气，使肝经火热，下劫肾阴，继而出现耳鸣等孔窍病证；有相克异常，肝气横逆乘克脾土，继而出现后阴的泄泻、肛门病等；有相侮的异常，肝气郁滞，化火上逆，影响到肺络，而表现出鼻衄等证。

考之临床，传统治疗窍病（眼病除外）分别从所属的脏腑着手，但有时往往疗效较差，若从肝论治，常可一试骤效。故笔者愿初探其关系，供同道参考，凡不妥之处，望多予批评指正。

本文出自李晶，赵莉娟. 九窍病从肝论治探讨 [J].

中医药研究，1991（2）：57-59.

三、论从痰瘀治疗单纯性肥胖病

肥胖病是指体内膏脂堆积过多，而造成形体臃肿，且可引起多种疾病的一种病证。在我国，随着人们生活水平的提高，该病呈逐渐增多的趋势，其发病率为 10%～20%。肥胖不但影响体态和活动，而且易并发高脂血症、动脉粥样硬化、冠心病、高血压、糖尿病、痛风、脂肪肝、内分泌失调、肺泡低换气综合征、胆囊炎以及抵抗力低下导致感染等，使患者生存质量下降，预期寿命缩短，病死率增高。

现代医学对肥胖病产生机制的认识已较明确，治疗方法包括药物（如食欲抑制剂、肠道吸收抑制剂、消化酶抑制剂、代谢促进剂）、少食（包括摄食行为调整）、多动、外科治疗等，但疗效很不满意，且药物毒副作用严重，与国际对减肥药物的要求标准（不厌食、不腹泻、不降低体力）差距大，这就提示我们，探讨肥胖病的诊治新思路势在必行。

传统中医无"肥胖病"一说，多数患者除形体臃肿之外，大都没有明显的症状可辨，中医对该病缺乏深入研究，辨证方面也未形成统一意见，因此，给本病论治带来一定的困难。长期以来，只能是直观地辨病治疗。笔者就如何从中医角度认识肥胖病的本质，以及对由此产生的治疗思路，进行初步的探讨，这也是我们辨证施治肥胖病时，应该重点解决的问题。

祖国医学对肥胖病的病因认识，早在《黄帝内经》中就已有记载。《素问·通评虚实论》指出："肥贵人，则膏粱之疾也。"《素问·奇病论》载文："此人必数食甘美而多肥也。"《灵枢·逆顺肥瘦》云："肥人……其为人也,贪于取与。"《脾胃论》亦云"能食而肥,……油腻,厚味……滋生痰涎。"《金匮要略·血痹虚劳病脉证并治》也指出:"夫尊荣人,骨弱肌肤盛。"《素问·异法方宜论》又说:"西方者,金玉之域……其民华食而脂肥。"指出肥胖的病因主要是饮食过度和养尊处优,此外,还与体质因素有关。

关于肥胖病的病机,祖国医学认为,肥胖多与"痰湿"、"胃热"、"脾虚"、"气虚"、"血瘀"等方面有关。如"脾胃俱虚则不能食而瘦,或食少而肥,虽肥而四肢不举"、"肥人形盛而气虚"、"肥人多痰而经阻,气不运也"、"肥人多湿多痰"、"肥者令人生内热"、"脾胃积热,消谷善饥"、"能食而肥"。上述理论说明脾虚生湿、湿聚生痰、气机壅滞、瘀血内生、膏脂瘀积、经阻气不利、湿困脾胃、肝脾失调、久病及肾、脾肾两虚、恶性循环,肥胖诸症丛生。但随着长期临床实践及对肥胖病的不断深入研究,我们认识到患者虽然体胖,但此病为虚实夹杂、本虚标实之证,"肥人多瘀"、"痰瘀同源"在肥胖病的发生发展中起着很重要的作用,在肥胖病病程中,痰瘀证可作为肥胖病的独立证型或兼证,因而应重视活血化痰法在肥胖病治疗中的应用。

(一)肥人多痰、多瘀的机理

一般认为,痰湿是本病重要的致病因子,痰湿同源,痰、湿均为津液不归正化而形成的病理产物。湿性重浊黏滞,每多迁延难愈,痰多稠厚,为病无处不到。痰湿致病特征为:肥胖丰腴,肤色白,面色淡黄而暗,多伴有口黏,胸闷,身重不爽,目窠微肿,腹部肥满松软,困倦,舌胖,苔白腻,脉滑。这与肥胖病的症状体征正好相符。痰湿同源,痰湿均为津液不归正化而形成的病理产物。

早在《黄帝内经》即有肥人多瘀的认识。《灵枢·逆顺肥瘦》云:"肥人也,广肩腋项,肉薄厚皮而黑色,唇临临然,其血黑以浊,其气涩以迟。"身体肥胖,血黑黏稠,气行迟涩,肤黑皮厚,是肥人多瘀的最早记载。理论上认为肥胖以脾胃虚弱为本,痰瘀互结为标,本虚标实。肥人多瘀的机理一方面在于脾虚不运,气不布津,聚而成痰,痰瘀相关,痰阻经络,则血行不畅;另一方面气虚运血无力,血行迟缓,也能直接引起血瘀。然而后世医家对此发挥较少。

(二)痰瘀同源是肥胖病合并症的关键

《读医随笔·富贵贫贱攻补异宜其说有辨》记载:"富贵之人,安居浓奉,脏腑经络,莫不痰涎胶固,气机凝滞,不能流通。"痰为阴邪,易阻遏脏腑气机,阻滞气血运行。痰浊之邪客于脏腑,使脏腑气机升降失常,往往出现痰凝气滞之证。所以汪昂在《石室秘录》中说:"肥人多痰而经阻,气不运也。"《医宗金鉴》中说:"肥人痰饮……窜入经络。"又可直接阻碍气血运行,气血运行不畅,"痰壅其脉,血不能行",而出现痰瘀互结之证。所以《读医随笔》在论及肥人痰盛时,引用张石顽"肥盛多痰之人,终日劳动,不知困倦,及静息,反困倦身痛者,是劳动之时,气鼓痰行,静息即痰凝阻其气血也"的论述,说明了痰瘀并见是肥胖之人的主要病理机制之一。所以《读医随笔·痰饮分治说》曰:"痰为血类,停痰与血瘀同治。"所谓"肥人多瘀"、"痰瘀同源"即是此意。且临床观察发现,肥胖患者一般多伴高脂血症，血液中存在着大量的脂肪，一方面影响血管壁的通透性，另一方面严重影响细胞携氧能力，形成动脉硬化及组织器官的缺血缺氧，因而易形成脑梗死、冠心病、心肌梗死等，体形的增大也必然加重胰岛的负担，导致糖尿病的发生。其特征为：体形丰满，面色紫红或暗红，胸闷胁胀，舌暗红或有瘀点、瘀斑，脉沉弦或涩。实验室检查表现为甘油三酯增高，血清总胆固醇增高，血流变异常（全血黏度增高、纤维蛋白原增高、血小板聚集性增高）。

（三）活血化瘀、健脾化痰是治疗肥胖病的基本方法

我们认为湿聚痰生，脂积瘀阻，气机壅滞，形成恶性循环，是肥胖病的一种常见证型，故采用活血化瘀、健脾化痰是治疗肥胖病的基本方法。在临床上，依此辨证形成的"化痰减肥汤"已取得较好的临床疗效。方中茯苓、桂枝、白术温化痰湿之阴邪；生山楂醒脾消食，活血散瘀；大黄活血散瘀、荡涤肠胃，泽泻配白术健脾利湿；甘草调和诸药，健脾和中。全方共奏温化痰瘀、降脂减肥之功。药理研究证实，方中生山楂有较强的降血脂和消除体内过剩脂肪的作用；大黄提取物能作用于体内脂肪细胞，使之体积缩小，且数量减少，实验中可见到有局灶性脂肪溶解现象；泽泻降脂利尿；桂枝对微循环有明显的改善作用。化痰减肥方组方的基本点是抑制体内脂肪的合成，调整代谢而达到减肥目的，故治疗单纯性肥胖病能获得较好疗效。受试期间受试者均无节食及不良反应，可见化痰减肥汤能有效地降低血浆中脂质和脂蛋白等有形成分，为进一步研究肥胖病提供了理论依据，并可能为肥胖病的治疗提供一个或一系列的新药，但服用期效果如何还有待进—步探讨。

（四）典型病案

韩某，男，45岁。有家族史，2003年5月8日就诊。症见形体过于肥胖，身高1.72m，体重97kg，BMI=32.77kg/m^2，面色晦暗，乏力，动则气喘，舌质暗红、中有瘀斑，苔白腻，脉沉涩。属痰瘀互阻，治以豁痰开结，活血通络。药用茯苓10g，桂枝10g，白术15g，生山楂30g，大黄6g，泽泻10g，桃仁10g，丹参3g，甘草3g。每日1剂。2个月后，体重88kg，BMI=29.73kg/m^2，精神改善，随访6个月，体重持续下降约1kg/月。

本文出自李晶，毕守红，陕艳. 论从痰瘀治疗单纯性肥胖病［J］.

世界中西医结合杂志，2007（10）：559-560.

四、糖尿病骨质疏松的中医治疗思路与方法探讨

自从20世纪30年代证实糖尿病自身可导致骨量丢失以来，越来越多的研究也表明糖尿病患者伴有骨量丢失及骨矿代谢的异常。因此，糖尿病性骨质疏松已成为糖尿病慢性并发症之一，是糖尿病致残的重要原因。随着糖尿病发生率不断增加，糖尿病骨质疏松的危害也日渐明显。但糖尿病骨质疏松的发病机制尚不完全清楚，且治疗效果一直不尽如人意，因此，中医治疗本病的优势也将逐渐受到国内外学者的广泛关注。

（一）创新理论，拓展传统治则

中医无"糖尿病"之病名，更没有"糖尿病骨质疏松"的定义，临床诊断上也没有特定的血糖值、骨密度定量的含义。中医对糖尿病及糖尿病骨质疏松的认识主要凭借临床证候及症状的辨别实现，因此，我们对该病治疗方法的突破，要依赖对该病基础理论的深入研究。从传统中医理论分析，中医药治疗本病强调肾主骨生髓作用，通过补肾壮骨进行治疗。而我们认为气阴两虚、脉络瘀阻也是糖尿病骨质疏松的基本病机，气虚则水谷不能化生精微，血生化之源不足，精血同源，精不足则髓枯骨痿；且气虚无以运血，血行无力，则血液运行受阻；阴虚则脉络失养；燥热之邪熏灼，使经脉不和，血脉不活，脉络瘀阻而致骨失养，肢体酸痛或钝痛发为骨痿，以益气养阴、活血壮骨为法治疗糖尿病性骨质疏松，开拓新的治疗途径，较好地提高了该病的治疗效果。

（二）辨质论治，顺应个体特征

体质是人群中的个体在其孕育和生长发育过程中形成的结构、机能和代谢上的特殊性。正是这种特殊性，常常决定其对某种致病因素的易感性以及产生病变类型的倾向性。体质与治疗关系密切，徐灵胎在《医学源流论》中指出："天下有同此一病，而治此则效，治彼则不效，且不惟无效，而反有大害者，何也？则以病同而人异也。"临床对糖尿病骨质疏松症，可明察体质之差异，因人施治，务求治病求本。

（三）要重视"证"的动态演变规律

多年来，许多临床工作者对疾病的诊断，大都采用辨病与辨证相结合的方式。不可否认，这种结合方式，确实已取得不少成绩。但是，这种方式却存在一种弊端，那就是把中医动态的"证"人为地切了一刀，拿出来作静态研究。只看到病变不同阶段各个"证型"的相对静止状态，不能把整个病变过程中，正邪斗争相互消长形成的"证"的动态演变过程全面地反映出来，使人们不易看到各个"证型"之间的连续性和传变顺序，不易掌握整个病变过程中"证"的动态演变规律。为此，可用系统方法的动态原则探索它的要素、变量之间的相互关系以及过程和变化趋势。这种探索，有可能给辨证带来新的生机。

（四）综合施治，发挥各法所长

该病单一药物疗法有时疗效难以尽如人意。因此，我们在治疗中除用内服药物疗法外，常结合运用外治法，如药物外敷、针灸、推拿、按摩、药浴等，内外合治，发挥各法所长，以补充内服疗法之不及。外治法是中医特色优势之一，具有药物直达病所、使用方便、取效迅捷、不碍脾胃、毒副作用少等优点，使用得当与内服药物可以起到相得益彰之效。饮食治疗是中医又一传统疗法。自古药食同源，许多中药既是药品又是食品。

（五）变守抉择，各随病情而宜

该病具有病程漫长、取效较慢之特点。临床辨证施治有时虽然辨证准确、方药精当，但亦不易迅速起效，此时症情如无变动则需守方有恒，坚持施治，方能见功。所谓患者需有耐心，医者要有信心。听其药物不断积累，缓缓生效，所谓"功到自然成"是也。此时如轻易频频更方，往往前功尽弃，自乱阵脚。但在治疗过程中，每每出现阶段性变化，此时症情有所变动，治法则当随之变动，即"证变治亦变"，若仍固守成法，以"不变应万变"，则无异于胶柱鼓瑟，刻舟求剑，不仅寸效难求，反易贻误病家，徒招悔怨。

本文出自李晶，赵莉娟，陕艳.糖尿病骨质疏松的中医治疗思路与方法探讨 [J].

山西中医学院学报，2002（3）：62.

五、瘀血杂议

凡离开经脉的血液，未能及时排出或消散，而停留于某一处或血液运行受阻，壅积于经脉或器官之内，呈凝滞状态，失却生理功能者，均属瘀血。其形成原因有外伤、跌仆、气滞、气虚、血寒、血热、湿热、痰火等。而从瘀血致病的普遍性、临床和实验研究现状等方面，显示出对瘀血成因再认识的必要性和重要性。

（一）古文献对瘀血的论述

"瘀"，《说文解字》曰"积血也"。《黄帝内经》中无"瘀血"之词，但有对"恶血"、"留血"、"血脉凝泣"、"血苑"等许多瘀血病证的描述。至《伤寒杂病论》张仲景对瘀血有"干血"、"血结"、"癥瘕"等称谓，在杂病篇中首次将"瘀血"作为一种单独的病证进行讨论，扩大了《黄帝内经》中关于"瘀血"的症状表现，并提出了治法"当下瘀血"及具体的方药，但对瘀血的概念尚无明确界定。至隋，巢元方将"瘀血"定义为"血行失度"，即"血之在身，随气而行，常无停积。若因堕落损伤，即血行失度，随伤损之处即停积。若流入腹内，亦积聚不散，皆成瘀血"，为后世医家活用大量治疗瘀血的方药，提供了理论上的依据。叶天士的"病久入络"、"久病血瘀"；王清任的"元气即虚，必不能达于血管。血管无气，必停留而瘀"，提出久病多瘀，气虚致瘀的机理。更有理法方药趋于完善的《血证论》，对瘀血的致病、治疗等多有独到见解。

（二）现代临床与实验研究肯定了瘀血的广泛存在

近几十年来，对瘀血的研究，随着现代科学技术的提高，无论是理论研究，还是实践研究以及临床治疗等都有了长足的发展。如钟秀池等在"血瘀证的研究现状及发展思路"一文中提到，当前的研究表明瘀血是有物质基础的，血液的高凝状态是瘀血发生的重要环节，建议多层次研究乃至多学科进行研究。通过对瘀血的实验研究及临床实践，丰富了瘀血的理论研究，使其内涵不断扩大。如陈可冀认为，瘀血应分为有形之瘀和无形之瘀，"有形之瘀"如血栓、红肿、结块、皮肤瘀斑、结缔组织异常增生、动脉粥样硬化等，"无形之瘀"如血液流变学改变、病灶组织液增多所致的炎症等。余林中则提出"宏观血瘀"和"微观血瘀"的概念，宏观血瘀指表现在外的血瘀症状、体征等；"微观血瘀"可以表现为血液的高凝、高黏状态，也可向低凝、低黏状态转化，但不一定表现出舌紫暗、瘀斑等外观改变的血瘀征象。在临床应用上，内、外、妇、儿等疾病无不与瘀血相关。常见病、多发病、疑难杂证、恶性肿瘤等常有以活血化瘀治疗取得疗效的。目前实验研究涉及血液流变学、血流动力学、微循环、生化检查、免疫功能、病理形态等方面，认识到中医瘀血的物质性和瘀血致病、瘀血存在的广泛性。对瘀血证的认识总结为机体整体水平宏观结构和某一局部具体形态、功能的反映，是引起临床各科疾病的根源之一，具有致病的普遍性。近年来许多学者、专家著有瘀血专著，如陈可冀、史载祥主编的《实用血瘀证学》，蒋森主编的《血瘀论》、季宇彬主编的《中药活血化瘀有效成分药理与应用》等，对瘀血进行了全面的总结，更便于广大医务、教学工作者加深对瘀血及瘀血证辨治的了解和掌握。

（三）现行版《中医诊断学》教材

现行版《中医诊断学》教材对"气血津液"辨证中的"瘀血"叙述和发挥略显不足。尤其对瘀血的成因，强调因实致瘀，因虚致瘀仅提到气虚而推动无力，以致血脉瘀滞形成瘀血的气虚致瘀。

（四）瘀血成因中因虚致瘀当受重视

随着活血化瘀法在临床上的广泛应用和良好疗效，越来越多的学者投入到瘀血理论的研究中。如蒋森认为瘀血的成因有外伤、寒凝、热灼、气滞、气虚、血虚、阴虚、阳虚、痰阻、污秽等 10 种因素。陈可冀认为，瘀血的成因有寒、热、气滞、血虚、出血、污秽等。韩明向明确提出了"虚-瘀-衰老"模式。王传社等从微观方面证实了虚、瘀的物质存在。实验证明，补肾化瘀复方对老年小鼠免疫功能的促进作用明显优于单纯补肾方或化瘀方药。从治疗上证实了虚、瘀存在较单纯虚与瘀存在的多发性。另有实验表明，老年小鼠 DNA 自然损伤明显增加，而抗损伤能力及损伤修复能力均明显降低等，对因虚致瘀、虚瘀并存的理论进行了阐述。《景岳全书·胁痛》云："凡人之气血犹源泉也。盛则流畅，少则壅滞。故气血不虚则不滞，虚则无有不滞者。"阳虚是气虚的深入，气虚则无力推动血液运行，阳虚寒生，寒则血液凝滞而成瘀血。故《读医随笔·中风有阴虚阳虚两大纲》中云"阳虚必血凝"，"阴虚必血滞"。

综上所述，瘀血致病的广泛性起因于瘀血的存在和瘀血成因的多样性，因而对瘀血的认识应从广义、狭义、宏观、微观等全方位进行了解。在《中医诊断学》教材中应有体现，尤其对不被重视的因虚致瘀更应着重加以补充和"发挥"。

本文出自李晶，赵丽娟.瘀血杂议［J］.

中国中医基础医学杂志，2003（1）：11-12.

六、2 型糖尿病胰岛素抵抗从痰瘀论治辨析

胰岛素抵抗（insulin resistance，IR）是指全身性胰岛素感受性下降的一种病理状态。现代研究证明，胰岛素抵抗在 2 型糖尿病发病前的很长一段时间内就已经存在，并存在于

2 型糖尿病病程的始终。而胰岛素抵抗是使 2 型糖尿病患者促泌或胰岛素治疗效果不理想的重要因素。

2 型糖尿病胰岛素抵抗是新概念，中医对其无系统论述，各医家对胰岛素抵抗病机的认识尚缺乏统一性。我们通过长期临床实践，依照中医理论及对糖尿病胰岛素抵抗的不断深入研究，认为尽管引起胰岛素抵抗的病因不同，但在胰岛素抵抗病程中，痰瘀互阻是主要病机，痰瘀互阻证可作为胰岛素抵抗的独立证型或兼证，从而逐渐重视活血化痰法在胰岛素抵抗中的应用。

（一）2 型糖尿病胰岛素抵抗痰瘀证的病因病机

人体血液中的葡萄糖、血脂作为血液的组成部分，属于中医学的精气、津液范畴，是维持人体生命活动的物质基础，有濡养脏腑组织、四肢百骸的功能，应有常有序，保持动态平衡。《类经图翼》曰："造化之机不可无生，亦不可无制，无生则发育无由，无制则亢而为害。"大量的临床观察发现，糖尿病及其并发症发生发展的过程中，患者的"生"、"制"平衡状态常常被破坏，出现血糖、血脂异常。有学者把高血糖、脂质异常状态下所造成的病理现象分别称为"糖毒性"、"脂毒性"，而我们认为这些病理产物与中医学的病理产物"瘀血"、"痰浊"有很强的相关性。正如《素问·奇病论》曰："此肥美之所发也，此人必数食甘美而多肥也，肥者令人内热，甘者令人中满，故其气上溢，转为消渴。"此即说明过食肥甘，损伤脾胃，滋生痰湿与邪热，脾胃运化失职，积热内蕴，化燥耗津，阴津受损，肝肾阴亏，阴不制阳，肝阳上亢，阴虚燥热内炽，炼液成痰，痰阻经络而致瘀血发为消渴。

对痰与瘀的关系《外证医案汇编》分析："流痰，……蓄则凝结为痰，气渐阻，血渐瘀，流痰成矣。"《血证论》云："须知痰水之壅，由瘀血使然……然使无瘀血，则痰气有消溶之地。"痰乃津液之变，瘀乃血液凝滞，由于津血同源，所以痰瘀不仅互相渗透，而且可以互相转化，因痰致瘀，或因瘀成痰。痰浊、瘀血不仅是病理产物，也是进一步导致"变证"、"坏证"的病因。所以，解决好痰瘀互阻的问题是至关重要的。

（二）2 型糖尿病胰岛素抵抗痰瘀证的表现

2 型糖尿病胰岛素抵抗病程长，缠绵难愈，临床常见倦怠乏力，气短懒言，形体肥胖，口中黏腻不爽或口干口渴不欲饮，头晕，腹胀纳呆，肢体酸软、麻木，心慌胸闷，舌体胖，有瘀点、瘀斑，舌下静脉迂曲青紫，脉沉或沉涩。这些证候均符合痰瘀证的临床特点，且 C 肽结果提示该类糖尿病患者通常是胰岛素抵抗而不是胰岛素缺乏。

痰湿留于体内，随气升降，无处不到，或阻于肺，或停于胃，或蒙心窍，或流窜经络，或郁于脑络，临床上可见变证丛生。如痹阻心脉，可表现为糖尿病性心脏病，临床上多见胸闷心痛，口唇青紫等；痰阻于脑络，蒙闭清窍而为半身不遂，口眼歪斜，神志昏迷，可见糖尿病合并脑血管病变；痰湿内阻，经脉失养，不通则痛，则见糖尿病合并神经病变，表现为肢体麻木疼痛；痰湿泛溢肌肤，可见并发肾病而出现水肿等。由此可见，痰湿内阻为糖尿病合并症产生的根源。

痰瘀证存在于糖尿病的全过程并影响其发生发展。因此，在辨证论治的基础上，应用活血化痰法治疗糖尿病，能更有效地针对糖尿病的发病因素和病理机制，提高中医药治疗糖尿病的疗效，减少并发症，逆转各器官的病理改变，提高患者的生活质量，有效提高患者预后。

（三）本研究特色和创新之处

痰瘀相兼为病是糖尿病的基本病机，活血化瘀、健脾化痰是治疗糖尿病的基本方法之一，依此辨证形成的"化痰降糖汤"将活血与化痰之法最大限度地发挥。该方由佩兰、蔻仁、薏苡仁、杏仁、大黄、黄连、桃仁组成。①方中的佩兰味香性散，使津液升发上布而能治消渴，诚如《本草纲目》云："其气清香，生津止渴，润肌肉，治消渴胆瘅。"《素问》云："五味入口，藏于脾胃，以行其精气；津液在脾，令人口甘，此肥美所发也，其气上溢，转为消渴，治之以兰，除陈气也。"②蔻仁、薏苡仁有健脾消食化湿之效，与杏仁配伍共奏三仁汤之宣畅气机、清利湿热之功。薏苡仁多糖能改善实验性 2 型糖尿病大鼠糖耐量异常，增加其肝糖原和肝葡萄糖酶活性，且呈现一定的量效关系，但对血糖胰岛素水平及胰岛素受体最大结合率和受体最大结合容量均无影响，其改善 2 型糖尿病大鼠胰岛素抵抗的机制与调节糖代谢酶活性有关。③杏仁降气化痰，兼行气活血，桃仁的主要功用是破血行瘀，现代药理研究表明，桃仁活血化瘀作用的主要成分是苦杏仁苷。竹叶清热除烦，生津。④大黄不仅能峻下实热，荡涤肠胃，还能气血并走，清泻血分之瘀积，《本草正义》中云："深入血分……无坚不破……"另现代研究发现，大黄多糖可使高脂血症小鼠血清和肝脏总胆固醇、甘油三酯明显降低；大黄的醇提取物也有明显降低血清胆固醇的作用；大黄有明显降血脂的作用。⑤黄连味苦性寒，功能清热燥湿，脾胃为生痰之源，《名医别录》载："久下泄脓血，止消渴、大惊，除水利骨，调胃厚肠，益胆。"脾胃调则湿自化，痰无所生。现代药理研究证明，黄连还有明显的降血糖的作用，其主要成分为小檗碱，实验观察黄连素对高脂大鼠的影响，发现其能够明显增加大鼠胰岛素敏感性，同时升高胰岛素抵抗大鼠的肝糖原含量，作用与二甲双胍相似。

综上所述，痰瘀是糖尿病重要的病理机制之一，痰瘀的形成贯穿于整个病变过程，但由于糖尿病病程长短、病情轻重及导致痰瘀的病理机制不同，在糖尿病的病理过程中，痰瘀证可作为主证或作为兼证而存在，因此应该在辨证论治的基础上，合理运用活血化痰法。目前临床应用活血化痰法治疗糖尿病取得了较好的疗效，但在预防或治疗糖尿病并发症、逆转靶器官损伤方面仍处于探索阶段，有待于进一步研究。

本文出自李晶，赵莉娟，郝佳佳. 2 型糖尿病胰岛素抵抗从痰瘀论治辨析［J］.

世界中西医结合杂志，2008（9）：549-550.

七、中医诊断学临证思维训练模式初探

中医诊断学是根据中医学理论，研究诊察病情、判断病种、辨别证候的基础理论、基本知识和基本技能的一门学科。从事中医诊断学教学的根本目的，就是教授学生如何有效地获取临床信息的基本技能，培养综合分析病情资料、辨识病种、判断证候的基本

思维能力。

中医诊断学临证思维训练，就是在理论课程讲授的基础上，为了重点培养学生的临证思维能力而进行的一种以模拟训练为主的教学方法。该方法既是对四诊基本技能把握程度的有效考查，也是对辨证思维能力综合性的强化训练。

（一）临证思维训练不足的现状

传统的师带徒中医教育，学生是从与患者的接触开始学习中医的，多从经验积累上升到抽象理论的高度。学院派的教育则是从先贤提取的精华知识学起，学生脑子中具有基本的理论框架和知识点，而欠缺的是临证综合运用的能力，这与我们教学过程中临证思维训练不足的现状有密切关系。

1. 教学模式的限制

传统的中医诊断学教学注重基础知识、基本理论的全面系统讲授，课程设计是以课堂讲授为主，教学方法以灌输式为主，考查方式以卷面考试为主，这种教学形式呆板、僵化，内容抽象、枯燥，很难调动学生学习的积极性。另外，现行多版《中医诊断学》教材，辨证部分的内容常常忽略了误诊等内容的介绍，导致学生们缺乏批判性、质疑性的精神。因此，这种教学模式培养出来的学生在临床上遇到真正的患者时，就会显得手忙脚乱，不知如何处置。

2. 临床见习的限制

实践性是中医专业的本质特征之一，具备良好的批判性思维能力是确保医生在临床实践中做出合理、有效决策的基础。但是随着 1999 年国家高校普遍扩招，学校的规模及相关匹配的设施在很大程度上不能满足教学工作的基本需求，提供给学生的临床见习机会亦明显减少；同时，随着患者自我保护的法律意识不断增强，临床提供给学生动手的机会越来越少，更多的情况是学生作为旁观者，看着老师忙碌地处理患者，而临床带教老师也没有时间和精力详细地给学生剖析患者诊断、治疗等基本情况。

（二）临证思维训练的主要内容

中医诊断学临证思维训练，就是在遵循中医的基本思维规律的基础上，借助临床病案的形式，采用模拟的方法对临床上可能出现的情况进行独立的思维训练。中医临证思维训练主要包括以下几个方面。

（1）四诊基本技能训练 四诊是中医诊疗疾病的基础，四诊技能的训练强调操作的全面性、规范性和准确性，通过规范训练进一步锻炼学生细微的观察能力。

（2）辨证思维训练 辨证是中医对疾病本质的认识过程，是中医诊断疾病的特色和优势，是中医临床思维的精髓。通过对经典案例的详解，锻炼学生临证的辨证思维和诊断分析的能力。

（3）质疑性思维训练 误诊现象是伴随着临床诊疗活动的产生而产生的，有了临床诊断就开始有误诊现象的发生。通过对前人误诊文献资料的回顾，从反面为中医临床诊断提供借鉴，培养学生临证具有批判性和质疑性的精神。

（三）临证思维训练的重要意义

新中国成立来，中医药现代教育从无到有，逐渐发展壮大，取得了显著的成就。由于中医现代教育时间较短、经验缺乏，加之其教育模式与课程体系多是套用西医学教育模式，而中医药教学的关键在于理论联系实际，注重临证思维能力的培养。因此，这种教育模式在人才培养过程中则产生了一定的问题与不足，对于我们从事中医诊断学教学工作的一线教师来说，最关键的问题就是如何培养学生的中医临证思维能力，其突出意义主要体现在以下几个方面。

1. 锻炼学生收集病情资料的基本技能

中医诊断学所说的望闻问切"四诊"不是书本上症状的堆砌，而是面对临床患者行之有效的收集病情资料的基本技能。通过四诊技能的培训，可以锻炼学生面对不同患者，围绕不同的主诉，能够重点突出又不失全面、准确地采集病情资料的技能。

2. 培养学生临证辨证思维和诊断分析的能力

辨证论治是整个中医学体系的核心内容，正确的辨证是临床工作的基础。临证思维训练就是通过模拟临床诊疗的全过程，让学生依据自身所采集的病情资料，进行独立的思考、判断，给出明确的疾病诊断和证候诊断。这样较为生动、真实的模拟过程，可以给学生留下深刻的印象，有助于更好地培养学生的辨证思维和诊断分析能力。

3. 培养学生批判性、质疑性的精神

质疑精神是一门学科发现新问题的最佳途径。中医的辨证诊疗和西医的疾病诊断标准存在一定的差异，教材中给学生呈现的是：某证候对应的临床表现有哪些症状，不存在"金标准"的问题，亦不是"满足下列几条即可明确诊断"的模式。同时，中医的证候辨识缺乏明确的证候鉴别诊断标准，加之古人又有"不必悉具"的教诲，因此，在临证时出现误诊的情况是在所难免的。然而我们的教材多是从正面给学生以教育，导致学生形成直线思维，临证一旦遇到复杂情况，不具备质疑、批判的精神。通过误诊案例的引入和著名医家对疑难杂病辨证诊疗经验的详解，可以有效地培养学生批判性、质疑性的精神，拓展学生的视野。

（四）临证思维训练的主要方法

临证思维的训练最佳途径是接触临床、接触患者，让学生亲自参与到疾病的诊疗过程中。但是由于客观条件的制约，我们很难做到把中医诊断学这门基础课程的教学建立在医院日常工作的基础上。因此，我们迫切需要通过模拟临床疾病诊疗过程的方式，达到培养学生的临证思维能力的目的，而不是等到4年后，学生毕业实习才开始逐步形成这种思维模式。临证思维训练的主要方法有以下几种。

1. 四诊技能实训课程与课堂教学同步

四诊技能的实训课程可以与课堂教学的内容基本保持同步，在课堂知识讲授完后，紧接着借助实训实验室的操作条件，对学生进行强化训练，通过实验教师手把手地教授，保证学生掌握基本技能的规范操作。

2. 经典案例贯穿课堂教学始终

案例是临床诊疗过程的详细记录，是临床患者就诊过程的再现。经典案例的引入，在四诊部分着重训练学生采集信息的技能，而在辨证部分则着重训练学生的辨证思维能力。首次强调的案例应该是以医生和患者交流的形式呈现，而不是标准的案例书写的基本格式，这样可以使学生切身体会到自己作为医生应该怎样询问、收集患者的相关资料，患者的每一个症状呈现给学生的时候就会促进学生去收集大脑中已有的基本知识，去分析这个症状提示什么样的机理，可能辨为什么样的证候。

3. 误诊案例尽早分析给学生

误诊是临床在所难免的事情，对误诊案例的回顾与复习是避免发生同类问题的有效途径，因此，我们强调要尽早地把误诊案例的分析引入到课堂教学中，通过详尽的分析解释，从正反两个方面强调临床正确辨证的重要性，同时也培养学生不迷信教材、权威的批判性和质疑性精神。

4. 名家治疗疑难杂病的思路详解

西医在疾病诊断未明确的情况下，有许多诊断是以"待查"的形式出现的，而中医也有许多貌似无证可辨的情况，这主要是受到我们思维局限的影响。在中医诊断学教学过程中，引入名家诊疗疑难杂病的验案，对其辨证思路进行详细分析，这样能很好地拓展学生的思路，扩展学生的视野。

5. 尽可能早见习、多见习

毕竟案例呈现给学生的还是文字的东西，学生不能切身体会到患者的痛苦，不能真切体会到关乎生命安危的责任感，因此，在条件允许的情况下，应该尽可能早、尽可能多让学生到临床看看，去了解中医临床诊疗的全过程。

本文出自李晶，杜彩凤. 中医诊断学临证思维训练模式初探 [J].
中医教育，2011，30（1）：31-33.

第五章 桃李天下

第一节 薪火永流传

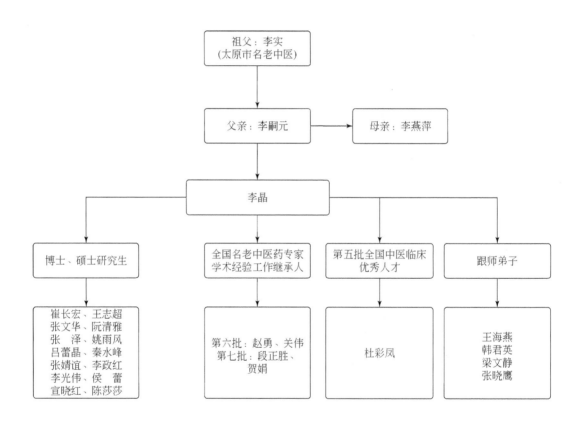

祖父：李实
(太原市名老中医)

父亲：李嗣元 → 母亲：李燕萍

李晶

博士、硕士研究生 | 全国名老中医药专家学术经验工作继承人 | 第五批全国中医临床优秀人才 | 跟师弟子

崔长宏、王志超
张文华、阮清雅
张　泽、姚雨风
吕蕾晶、秦水峰
张婧谊、李政红
李光伟、侯　蕾
宣晓红、陈莎莎

第六批：赵勇、关伟
第七批：段正胜、
　　　　贺娟

杜彩凤

王海燕
韩君英
梁文静
张晓鹰

第二节 传承学术经验

一、从《温病条辨》的气味配伍理论探求方中之法

气味理论是关于药物四气五味的学说，是药性理论的核心框架。药物的气味有其特有

的属性及功用，气味间的配伍实质上是药物阴阳偏性的配伍，治病恰是运用药物阴阳气味纠偏调平的过程，气味配伍是方剂发挥疗效的基础，是方剂配伍的方法也是治疗的方法。自古方剂配伍理论即制方之法，常用者有二：一是君臣佐使理论，自成无己在《注解伤寒论》中以君臣佐使理论阐释仲景方后，历代医家以此为制方大法，也逐渐成为现代医家多用的组方原则；二是气味配伍理论，此法以药物气味作为组方依据，《黄帝内经》首载气味制方原理，东垣尤其推崇气味配伍，提出"凡药之所用，皆以气味为主。补泻在味，随时换气"，当今却未见医家奉之圭臬，在临床少有人研习。纵览历代医家医书，古今唯有温病大家吴鞠通在《温病条辨》中以方中主药的气味注解方剂的特征、确立治法、用气味组方，继承发展了气味配伍理论，为后世气味配伍组方提供了典范。

（一）历史源流考略

气味组方作为方剂配伍理论之一，有着渊远的发展历程和深厚的理论基础。《素问•至真要大论》有云"辛甘发散为阳，酸苦涌泄为阴……"，将"气味-功效"相联系；又云"风淫于内，治以辛凉，佐以苦甘……热淫于内，治以咸寒，佐以甘苦"。从六气淫胜方面阐述了药物气味组方原则，吴鞠通亦谨遵此训制定了"辛凉平剂"银翘散。发端于《黄帝内经》的朴素的"气味"理论，为后世气味配伍理论奠基。张机在《金匮要略》开篇即提出："肝之病，补用酸，助用焦苦，益用甘味之药调之。"说明仲景在调治病证时着意于药物间的气味配伍。至金元时期，气味理论研究一派繁盛，其中张元素、李杲将"气味"与"法象"药理相结合，创"药类法象"，强调遣方首先在于"明其气味之用也"。明清时期，张景岳亦提出：用药之道在精气味、识阴阳。气味理论不仅是对药材功效主治的综合体现，更是遣药制方的重要依据。而将气味配伍理论贯穿于临床的第一人当推叶天士，叶天士守《黄帝内经》制方之道，以方中主药的气味来解构方剂、阐发方义，所谓的甘寒生津、苦辛开泄、咸寒滋阴等皆出自《临证指南医案》，然其一生奔走于诊务未曾有暇著述，而《临证指南医案》所书医案大多精于简练，吴瑭精研叶学，将叶天士散落在医案各处的理、法、方、药加以整理，一一命名，是以《温病条辨》全书载方208首，其中166首都在方下直接注明气味治法，发展了气味组方理论，并以此为基础建立了《温病条辨》的方法证理论体系。这种借气味配伍法则来阐发"方中之法"，将气味配伍理论运用到辨证组方中，不仅能够更加具体地体现"证法方药"统一的原则，同时也为变通应用古方治疗今病提供了新的思路，值得思考与推广。

（二）气味治法举隅

吴瑭在《温病条辨》中将气味治法发挥得淋漓尽致，本节试从最具特色且应用最为广泛的苦辛法、芳香法、养阴法展开论述。

1. 苦辛法

半夏泻心汤是"辛开苦降法"的典型代表方剂。吴鞠通在仲景、叶天士的基础上整理发挥，制定出半夏泻心汤去人参干姜大枣甘草加枳实生姜方为代表的8首加减半夏泻心汤方证及上焦宣痹汤、加减正气散、杏仁石膏汤、加减木防己汤等为代表的"苦辛法"，将半夏泻心汤的苦辛和解剂，演化为治疗上、中、下三焦湿热、湿热黄疸、湿热痹证等凡以湿热为病机的病证，使得"苦辛法"成为清热祛湿大法，发展了辛开苦降的理论内核，扩大了临证施治范围。

2. 芳香法

吴鞠通对芳香药物的配伍应用章法得宜，贯通应用在温病的卫气营血不同阶段、上中下三焦不同部位。关于《温病条辨》芳香法的应用主要有以下四种。

（1）芳香轻扬透邪　芳香性轻疏流走，《温病条辨》开篇银翘散，即以金银花、薄荷叶、淡豆豉芳香宣散；清营汤中入金银花、连翘以甘寒轻清、透达邪气，代表药物有薄荷、金银花、淡豆豉、香薷、郁金、降香等。

（2）芳香化湿醒脾　芳香药多入脾胃经，以芳化脾湿，辛香醒脾，温燥运脾，三仁汤、滑石藿香汤即为代表方。

（3）芳香疏利开络　代表方为"苦辛淡合芳香开络法"的香附旋覆花汤，芳香药物多善走窜，借香附、旋覆花芳香通达之性，疏解气机通血络，代表药物有香附、川芎、秦艽、乌药、乳香等。

（4）芳香清心开窍　以安宫牛黄丸为代表的"凉开三宝"均有芳香开窍醒神之功，其中代表药物有麝香、苏合香、石菖蒲、郁金等。

3. 养阴法

温病最易伤津液，故温病施治将顾护津液贯穿始终。在温病早期，银翘散、桑菊饮中用芦根以"预护其虚"，温病后期伤阴耗液更甚，以益气救阴保津为务。养阴之法不仅为温热类温病而设，湿热类温病因湿浊阻滞气血流转而无以化生"新液"，成阴亏之弊，亦需养阴祛邪，在《温病条辨》中养阴法大致有以下几种。

（1）甘寒濡润法　指以沙参、麦冬、玉竹、生地黄等甘寒之品养肺胃之阴的治法，以解津伤之证。此法为吴鞠通养阴的基本法，在温病治疗上广泛应用，酸甘化阴法、甘苦合化阴气法、甘凉法等均是以甘寒法为基础形成的复合养阴法，如益胃汤、沙参麦冬汤、增液汤均为此法为主法组方；亦散落于各方中，如桑杏汤（沙参、梨皮）、清燥救肺汤（石膏、麦冬）亦可见此法的影子。

（2）咸寒滋阴法　是指由牡蛎、龟甲、鸡子黄、阿胶等咸寒之性药物组成，具有滋补阴血、咸滋肝肾、滋阴潜阳作用的法则。加减复脉汤为单纯的咸寒滋阴法代表，三甲复脉汤及大定风珠、小定风珠为咸寒滋阴息风法，下焦青蒿鳖甲汤为咸寒滋阴透热法代表。滋阴法成为吴瑭治疗下焦温病的核心治法。

（3）酸甘化阴法　以五味子、乌梅、白芍、木瓜等酸寒之品合生地黄、甘草、沙参、麦冬等甘寒药组方，酸甘合化阴液。在《伤寒论》桂枝汤、芍药甘草汤中即可见此法。而在《温病条辨》中则将此法进行了发挥，有连梅汤（酸甘化阴酸苦泄热法）、加减理阴煎方（辛淡为阳酸甘化阴复法）、参芍汤（辛甘为阳酸甘化阴复法）等。

（4）甘苦化阴法　为吴鞠通独创的清热气养阴液手法，首见于《温病条辨·中焦篇》第 29 条冬地三黄汤：玄参、麦冬、生地黄、苇根汁、银花露、黄芩、黄连、黄柏。徒苦寒清热无养阴之功有化燥伤阴之虑，徒甘寒养阴难解火热之虞，是以甘苦和合，本方组方原则为"甘寒十之八九，苦寒仅十之一二"，在大队甘寒药中加入苦寒药，如此甘寒养阴生津、苦寒泻火坚阴、甘苦合化阴气，既无余热不去之嫌，亦无苦燥伤阴之弊，为温病养阴另辟蹊径。

（三）气味理论意义

1. 执简驭繁解方药

张景岳在《景岳全书·气味篇》中明确论述："药物众多，各一其性，宜否万殊，难以尽识，……用药之道无他也，惟在精其气味，识其阴阳，则药味虽多，可得其要。"是以虽药有千万、方不计其数，气味却寥寥，气味是中药性能的精练，也是其功效发挥的物质基础，以气味为媒介，通过气味把握方药乃是执简驭繁、以点破面。

对药物气味的研究即是对药物共性的研究，按照气味分门别类，归纳气味功效、拓展最佳气味配伍规律及配伍禁忌。如对藿香、佩兰、郁金等芳香类药物的功效进行归纳：芳香辟秽、开窍、舒畅气机、醒脾开胃、轻扬散浊、芳香入络搜邪等功效；进而探究常用气味配伍规律：入辛味则加强流走之性，入润药则制芳香燥性；同时明其配伍禁忌：阴虚血少、里虚劳损者慎用。通过对气味特性的概括和阐发，即可达到对一类药物的功效有方向性的认识。对药物气味的研究亦是回归对药物本身的研究，现今对药物的认识主要来自于通过中药作用于人体产生的具体效应，在中药现代化下对中药研究越来越偏离中医药特色，回归药物的气性五味，以气味连接四时五脏阴阳，使临床识记、区别、应用药物时具象化中药，达到"性-效-证"的合一。

2. 举一反三辨法证

《伤寒论》创一条一辨，一证一方的体例，构建方证辨证体系，经方的智慧在方证，亦难在辨方证。叶天士善用经方，据一项统计叶天士临床常用的经方多达108首，而《伤寒论》载方仅113首，其方法是遵《黄帝内经》气味理论，将药物气味作为媒介汲取经方的智慧，得以从辨方证中走出，用辨法证敲开经方之门。其在《临证指南医案·卷六·疟》中言明："圣帝论病，本乎四气，其论药方，推气味。"剖析经方所施用的药物气味，抓主味主气，以药物气味为单元，解构方剂组成，借性味挖掘出方中之法，由此便可脱离具体方药，学法而舍方，变一证一方，为一证一法，证同法同，证异法异，随证用法。在变通应用经方时，便可做到守其法而变其方，举一反三。尤其是在面对病机错杂的疾病时，运用气味配伍在合方加减上、用药选择上较之君臣配伍更具优势。

吴鞠通深谙气味取法其中三昧，在变通乌梅丸上可见一斑。《伤寒论》中乌梅丸为蛔厥、久利而设，然而蛔厥一证如今少之又少，若谨守方证则乌梅丸少有用武之地，如何用古方治今病，解析方剂组方内核尤为关键。吴瑭称乌梅丸为"酸苦甘辛法"，即酸敛乌梅、辛温椒姜、苦寒黄连、甘温参归，在吸收叶天士对此方此法变通应用的基础上制订出了"酸苦复辛甘法"椒梅汤、"酸甘化阴、酸苦泄热法"连梅汤、"酸甘化阴法"人参乌梅汤等方证，使得治疗厥阴病的乌梅丸在治疗暑温温病上大放异彩，扩大了乌梅丸的临床应用，更重要的是发展了乌梅丸"泄肝安胃"的理论。叶天士、吴鞠通熟知古方，深谙"方、法、证"之道，在灵活变用经方上自成一派，启发后学变通应用古方的内核就在于：师古不泥古，守法而不守方，根据方中所寓之法变制、改制、仿制出新"方"，以仲景经方为源，变通运用治今病，随证用法，随法变方。

（四）气味理论应用

1. 详察方中之法，归纳类方，触类旁通

半夏泻心汤是"辛开苦降，辛苦合用"为主法的名方，以半夏泻心汤为点，辛苦合用为基，可扩展研习推究泻心汤类方：泻心汤、生姜泻心汤、大黄黄连泻心汤、三黄泻心汤、小陷胸汤、连朴饮等，对通晓其演变规律、基本气味配伍、加减用药大有助益，由此则能通过气味来归类串联方剂，触类旁通。

2. 提炼方中主法，强化气味，自成一方

麦门冬汤中重用麦冬甘润以养肺胃之阴，吴鞠通据此纯用沙参、麦冬、玉竹、生地黄等甘寒之品，制定出沙参麦冬汤、益胃汤以治疗肺胃津伤证，由此"胃阴学说"有方有名；炙甘草汤重用生地黄（一斤），将气血阴阳并补的炙甘草汤化裁为纯甘咸寒滋阴的加减复脉汤。

3. 简化方中之法，合方合法，以治杂病

如《温病条辨》中的冬地三黄汤，即为"增液汤+黄连解毒汤"，取增液汤"甘寒生津法"，黄连解毒汤的"苦寒泻火法"，成"甘苦合化阴气法"之冬地三黄汤，主治热毒伤阴之小便不利。解构清营汤可视其为"犀角地黄汤+银翘散"，取犀角地黄汤"咸寒凉血法"、银翘散"辛凉透邪法"，成清营汤即有"清营透热转气法"，银翘散去豆豉加细生地、丹皮、大青叶，倍玄参方，亦为此法组方。

（五）临床病案举例

患者，女，50岁，2019年3月18日初诊。主诉：咳嗽咽痒半月余。患者半月前受凉后，出现发热，体温最高达39.8℃，曾于当地诊所接受"阿奇霉素"、"左氧氟沙星"等输液治疗，输液后出现咳嗽不解，阵发性连声干咳，自觉胸闷，胸憋，无发热恶寒，刻下：干咳，胸闷，咽干、痒，口干，自觉头部闷重，无流涕鼻塞，无发热，二便尚可，胃纳可，眠可。舌红苔微黄腻，脉浮数。西医诊断：感染后咳嗽。中医诊断：咳嗽。中医证型：风热犯肺证。治法：疏风清热，利咽止咳。予银翘散加减，处方：金银花10g，连翘10g，牛蒡子10g，荆芥10g，防风10g，炒苦杏仁9g，甘草6g，桔梗6g，蝉蜕6g，薄荷9g，桑叶10g，柴胡10g，法半夏9g，黄芩10g，乌梅20g，3剂，水冲服，每日1剂，早晚分服。

二诊（2019年3月21日）　药后干咳频剧，仍咽痒、痛，胸憋，夜间咳嗽明显，微喘，左侧偏头痛，无发热，舌红苔黄腻，脉浮数。中医诊断：咳嗽。证型：上焦郁闭证。予上焦宣痹汤加减，处方：淡豆豉10g，郁金10g，枇杷叶10g，射干10g，通草5g，浙贝母10g，炒紫苏子10g，紫苏叶10g，炒苦杏仁9g，薏苡仁15g，甘草6g，4剂，水冲服，每日1剂，早晚分服。

三诊（2019 年 3 月 25 日） 患者服药后，咳嗽较前明显减少，偶能咳出黄色块状痰液，口干，隐隐头痛，无胸憋胸闷，咽痒、咽痛已消失，舌淡红苔根薄黄，脉弦。守方继进，随症加减，加芦根 12g、薄荷 6g，继服 1 周，余证基本消除。

按 本病案为跟随李晶教授在门诊中所见，李晶教授对叶天士极为推崇。根据本案患者干咳，咽干、痒、口干，脉浮数，可知温病邪在卫分，遂以银翘散加减以辛凉疏透，因胸闷、咽干合入小柴胡汤畅达少阳枢机，然而二诊所见患者症状未见改善，李晶教授详察病史，患者咳嗽不解、咽部不适、头痛、胸闷症状均为上焦证，又过早用抗生素等寒凉之品以致邪热遏闭内伏，肺气郁痹，不能透达外出，故二诊改上焦宣痹汤加减，上焦宣痹汤为吴鞠通根据叶天士变通栀子豉汤法所制订，《温病条辨·上焦篇》第 46 条："太阴湿温，气分痹郁而哕者，宣痹汤主之。"本方取栀子豉汤意而不用纯苦泄栀子，用辛苦寒郁金合淡豆豉，以宣发郁热，枇杷叶、射干清解郁热；通草宣利湿浊，吴鞠通注此方为"苦辛通法"，加入苏叶、苏子一升一降，苦杏仁宣上、薏苡仁渗下，意在助上焦开宣，亦有三仁汤畅达三焦之意，诸药合用，达轻清宣透肺中郁闭之功。初诊银翘散不效，究其原因为银翘散中发越上焦卫分郁热气力不足，而以轻苦微辛为特点的栀子豉汤变通方，具有"微苦以清降，微辛以宣通"，"微苦微辛之属能开上痹"的功效。

本文出自阮雅清，李晶.从《温病条辨》的气味配伍理论探求方中之法 [J].
环球中医药，2021，14（1）：76-78.

二、李晶从郁论治慢性反流性食管炎经验

胃食管反流病是胃内容物反流入食管、口腔（包括喉部）或肺所致的不适症状和（或）并发症的一种疾病，内镜检查存在食管黏膜破损称反流性食管炎。有资料显示，本病西方国家患病率为 15%～20%，而我国约为 12.5%。又一项调查发现，胃食管反流病在中老年人群中有较高的发病率，患者普遍存在失眠、进食过饱过快等生活习惯。本病具有起病隐匿、病程较长、病情反复、随情绪波动而加重或减轻、难以自控的特性，不同程度地影响着患者日常生活质量和身心健康发展，因此，有效的治疗本病很有意义。

（一）病因病机

反流性食管炎的发病机制至今仍在争论，现总结如下：食管下括约肌功能障碍、幽门括约肌功能障碍、Oddis 括约肌障碍、幽门螺杆菌感染、心理因素等，损伤胃和食管皮肤黏膜，造成反酸、烧心的主要症状及嗳气、恶心、上腹不适、上腹痛、胸痛等胃和食管部位的症状，此外还伴有咽部异物感、吞咽困难、慢性咳嗽、鼻窦炎、反复发作性肺炎及肺间质纤维化、夜间睡眠呼吸暂停及中耳炎等食管外症状。

经过对历代医学古籍文献的考查，并无"反流性食管炎"这一病名的记录，根据其症状特点，可以与"吞酸"、"吐酸"、"食管瘅"相对应，其病位在食管和胃，与肝胆脾肺关系密切，主要病机是肝胆失疏，胃失和降，胃气上逆。《素问·至真要大论》论述："诸呕吐酸，暴注下迫，皆属于热。"张景岳在《景岳全书·吞酸》中云："腹满少食，吐涎呕恶，吞酸嗳气，谵语多思者，病在脾胃。"《寿世保元·吞酸》曰："夫酸者，肝

木之味也，由火盛制金，不能平木，则肝木自甚，故为酸也。"

李晶教授认为慢性反流性食管炎的病机为气机不畅，升降失衡，郁而成结，致胃气不降反逆于上，出现胸骨后或胃脘部烧灼不适，反酸或泛吐清水，胃脘疼痛，胸胁胀满，嗳气，嘈杂等症状。升降出现紊乱，也必导致体内寒热的不均，因此治疗本病应当在疏肝散结、和胃降逆之余，注重调节寒热的偏胜偏衰。

（二）从郁论治

1. 疏肝散结，和胃降逆

肺主宣降、脾升胃降、心肾相交、肝主疏泄，其至一身脏腑九窍运行皆赖于气的周行，慢性反流性食管炎的病机为气机郁滞，日久则会影响血液甚至各种有形之物的运行，造成拥堵。清代李用粹在《证治汇补·郁证》中云："郁病虽多，皆因气不周流。"清代费伯雄在《医方论》中亦有同述："凡郁病必先气病，气得流通，郁于何有。"李晶教授善于运用调节升降来达到疏肝和胃的效果，调节升降，便要用到辛开苦降之法，为了兼顾寒热偏颇之证，除了用到辛散药物外，如柴胡、干姜、半夏、乌药，苦降的药物要兼顾寒热之性，此外，还需用到苦温药，如陈皮、吴茱萸，苦寒药，如枳壳、川楝子。气机久郁而成结，辛开苦降可散其结，可加浙贝母、莪术行气破血，软坚散结。肝体阴而用阳，独用辛香之味疏肝，唯恐伤津耗液，应佐以酸甘之味滋补肝阴以柔肝敛肝补肝，如白芍、乌梅、枸杞子。

2. 逐痰化瘀，祛除邪气

朱丹溪最早提出了"怪疾多属痰"的观点。再如，《素问·缪刺论》认为："今邪客于皮毛，入舍于孙络，留而不去，闭塞不通，不得入于经，流溢于大络，而生奇病。"当代医家颜德馨也指出"怪病必有瘀"。郁日久难治，影响气机运行，必不同程度的成痰成瘀，痰瘀又反过来阻碍气机，遂成恶性循环。要恢复气机的正常运行，首先要祛除痰瘀之邪，祛痰当以行气化痰，首选半夏厚朴汤；祛瘀需辨瘀而治，明晰造成瘀的原因，气虚、气滞、寒凝、热灼等均可致瘀，此郁而成的瘀，多是气滞所致，治法当行气化瘀，首选血府逐瘀汤。此外，肝郁气滞虽是病机，但每个人禀赋、饮食、睡眠、习惯都各不相同，因此肝郁日久，各有所化，或热、或湿、或浊、或毒……应具体辨证，祛除邪气，恢复气机。

3. 审因求治，追根溯源

郁之成，必有其因。单纯疏肝解郁只能治其标，应深究其因，治其源头，此为本也。比如，多数患者是由于大便不通，食滞肠胃，日久热邪积滞，热扰心神，遂成郁，此证在镇静安神、疏肝解郁的同时要着重通便，使热邪有其出路，腑气得通，则气机得复。此外，有一部分患者仅仅因为睡眠的问题，自行或遵医嘱服用镇静药，期间因镇静药选择不佳或不规律服用，或单纯因为镇静药的副作用而出现一些焦虑的症状，而成郁，此证首要在于有规律地戒掉镇静药，然后予以疏肝解郁、养心安神治法，才能彻底达到治愈的效果。

4. 安神益智，调和阴阳

郁者，阴阳不交也。郁多致不寐，不寐者，阳不入阴，阴阳不交。李晶教授擅长运用调和阴阳来达到安神益智的效果。调和之法，当通过清热温寒、解表救里、补虚泻实等方法使寒、热、虚、实、表、里达到平衡，阴阳也就随之达到了平衡。李晶教授对于调和阴阳有自己独特的用药经验，如炒麦芽、炒谷芽同用，明代时期的《本草品汇精要》中记载："蘖米，甘、温，微温，气厚于味，阳中之阴。大麦，用实及苗，色黄，味咸，性温微寒，气浓于味，阳中之阴。"谷芽、麦芽为经禾本科植物粟、大麦的成熟果实发芽而出，为出于阳而为阴，阳中之阴，具有调和阴阳的功效，两者同用，效果更佳；萱草花，又名黄花菜、忘忧草，为百合科植物黄花菜的花蕾，其花白天开放，晚上闭合，应大自然白天阳涨阴退、夜晚阴涨阳退的生理现象，有调和阴阳的功效，查阅资料，发现相关记载，《日华子本草》中评述此花："今人恒以治气火上升；夜少安寐，其效颇着。"《本草图经》中评述此花："安五脏，利心志……明目。"

（三）预后及防治

1. 饮食有节，起居有常

反流性食管炎的诱导因素为饮食不节，宜低脂食物，清淡饮食，应避免引起食管下括约肌压力降低的食物，如高脂肪、巧克力、咖啡、酒精、碳酸饮料、薄荷、酸性与刺激性食品等；应避免长期吸烟、饮酒等刺激性食物或药物，防止食管黏膜不能抵御反流物的损害。特别是睡前不能吃过多食物，以免睡觉平躺时因重力原因使胃酸及胃内容物反流至食管口腔。此外，肥胖的患者应注意减肥，因肥胖的人不仅外表肿胀，脏腑器官也有相应程度的肿胀，从而降低其器官相应的功能。睡眠也是一个很重要的因素，睡眠质量的高低，直接影响到第二天的精神状况，对于睡眠，古人早已有很系统的研究，《素问·四气调神大论》中记载："春三月，此谓发陈……夜卧早起，广步于庭……以使志生……夏三月，此谓蕃秀……夜卧早起，无厌于日，使志无怒……秋三月，此谓容平……早卧早起，与鸡俱兴，使志安宁……冬三月，此谓闭藏……早卧晚起，必待日光，使志若伏若匿……"有规律的睡眠，是心志健康发展的前提。

2. 适时运动，以汗为度

日出为大自然气之起始，日落为大自然气之沉静，人体一身之气也是如此，无升发之极致，便无沉降之使然。阴阳之间可以相互转换，"重阳必阴，重阴必阳"。有充分之兴奋，才有充分之抑制。不寐者，虽一整天都处于被抑制的状态，但却并不疲惫，因未达到兴奋之极点。达到兴奋极点的最佳方法便是运动，充分的运动要达到出汗的效果，青壮年要达到大汗淋漓的效果，老年人以浑身潮湿为度。运动有多种益处：①充分的运动能使机体达到兴奋的极点，使机体感到疲惫，容易入睡；②运动可以加快体内气机的运行，增加身体新陈代谢；③通过出汗，能够增加与大自然的物质交换，更好地与大自然相契合。

（四）典型验案举隅

马某，男，60 岁，于 2020 年 10 月 24 日初诊。主诉：间断性反酸、烧心 3 个月余，加重 1 周。现病史：患者于 3 个月前因饮食不节出现间断性反酸、烧心，未经治疗，1 个月前因饮酒上述症状加重，自觉胃动力不足。自服：多潘立酮 5mg，每日 3 次，每次 2 片；荜铃胃痛颗粒，每次 1 袋，每日 3 次；铝碳酸镁咀嚼片 0.5g，每次 1 片，每日 3 次。效果不佳，现症见：间断性感反酸、烧心，无打嗝，情绪波动大，纳差，食后腹泻，排气后减缓，食牛羊肉后胃胀加重，口干口苦，咽干，大便干，2～3 日 1 次，小便偏黄，眠差，入睡困难，睡后易醒，现服用阿普唑仑片 0.4mg，每日 1 次，每次 2 片，睡前服，舌红满布裂纹，少苔，脉弦数。既往史：2019 年于某院行冠脉造影示：运动状态下心肌供血不足；高血压病史 20 年，血压最高一次为 162/103mmHg，自服缬沙坦 1 粒，每日 1 次；苯磺酸左旋氨氯地平片 1 粒，每日 1 次。平素血压控制在 135～150/80～95mmHg。辅助检查：血压：右 150/90mmHg，左 140/85mmHg。

2020 年 11 月 15 日于山西某附属医院行胃镜检查，结果示：反流性食管炎（Grade B）；胃息肉，伴糜烂。中医诊断为泛酸（肝胃不和，气阴两虚）。西医诊断为反流性食管炎。治法：疏肝和胃，补气养阴，抑酸降逆。处方：太子参 15g，乌梅 15g，柴胡 10g，法半夏 9g，麸炒白术 15g，炒白芍 15g，炒麦芽 15g，炒谷芽 15g，六神曲 10g，栀子 10g，麸炒枳壳 15g，瓜蒌 15g，山药 20g，白及 10g，浙贝母 10g，黄连 6g，陈皮 10g，防风 10g，莪术 15g，乌药 10g，干姜 10g，吴茱萸 1g。5 剂，150ml 水冲服，每日 1 剂，早晚分服。

二诊（2020 年 11 月 30 日）　口服 3 剂中药后前来复诊。患者服药后症状缓解，偶有反酸烧心、腹泻，仍有腹胀，食后胀，纳可，畏冷食，大便 2 日 1 次，舌红少苔舌面满布裂纹，守上方，去炒谷芽，改炒麦芽 30g、山药 30g，加醋香附 10g、厚朴 5g，莱菔子 10g，7 剂。

三诊（2020 年 12 月 7 日）　口服 7 剂中药后前来复诊。患者服药后症状缓解，无反酸烧心，偶腹胀，稍口苦，大便每日 1 次，质偏干，舌红少苔舌面满布裂纹，脉弦。守上方，原方 7 剂。

按　本例患者为老年男性，以间断性感反酸、烧心为主症，加之胃镜显示反流性食管炎，辨为泛酸之病，西医诊断为反流性食管炎。纳差，食后腹泻，食牛羊肉后胃胀加重，大便干，2～3 日 1 次，小便偏黄，配合舌苔，此为脾胃气阴两虚、积滞中焦之证，情绪波动大，口干口苦，眠差，此为肝失疏泄、肝火上炎之证，故此病辨为肝胃不和、气阴两虚证，方中太子参、白术补气健脾，乌梅、白芍酸甘化阴敛肝，共奏补气养阴之功，柴胡辛散，枳壳苦降，两者相配以调升降，半夏、干姜配黄连，黄连配吴茱萸，辛开苦降调升降以开郁结，降逆和胃，焦六神曲运脾消食，陈皮、防风理气燥湿胜湿以健脾，又为脾经引经药，山药、白及用以保护受损的胃黏膜；患者脾胃虚弱，运化失常，饮食积滞胃肠，造成大便干燥，在阴虚有热的基础上，加之肝气失疏，肝胃之火炎上，遂口干口苦、情绪不宁，用瓜蒌以润肠通便，栀子清肝胃之火，浙贝母、莪术行气破血，软坚散结，炒谷芽配炒麦芽以调和阴阳，全方主用辛开苦降，兼酸甘化阴之法，共奏疏肝散结、和胃降逆、敛散结合、平调寒热、润燥相宜之功。

本文出自秦水峰，赵勇，李晶. 李晶从郁论治慢性反流性食管炎经验［J］.
湖北中医杂志，2021，43（10）：17-19.

三、李晶治疗消化道肿瘤经验

随着生活节奏的加快，消化道肿瘤的发病率越来越高，根据调查显示：我国消化系统肿瘤发病率及死亡率约占全部肿瘤的 50% 以上。消化道肿瘤现在已严重影响人们的健康，由于早期症状不明显，因此，多数患者发现时，已经错过了手术最佳时机。目前，对于恶性肿瘤的治疗手术切除和术后放疗、化疗为首选，但手术及放疗、化疗的不良反应，以消化道反应最常见，如呃逆、便秘、纳差等，加上患者因疾病本身带来的焦虑、失落等心理问题，生活质量严重下降。中医药辅助治疗对中晚期消化道恶性肿瘤患者生活质量提高的研究成为热点。

（一）恪守病机，病证结合

1. 脾胃虚弱为病机关键，虚、寒常兼见

《素问·经脉别论》云："饮入于胃，游溢精气，上输于脾，脾气散精，上归于肺，通调水道，下输膀胱，水精四布，五经并行，合于四时五脏阴阳，揆度以为常也。"脾胃为气血生化之源及后天之本，脏腑功能衰退，尤以脾胃功能衰退最为明显。李老师认为，消化道肿瘤首先伤及本脏，脾胃运化失司，升降枢纽无度，则清气不升，浊气不降，日久聚而为毒，发为肿瘤，故脾胃虚弱为病机关键。肿瘤手术及放疗、化疗，解毒之品直中脏腑，故虚、寒常为兼见。表现为纳差、呃逆、疼痛等症状，临床李老师投以补益脾胃，温养中焦之品。

2. 瘀毒常兼夹为病

李老师临床常说："此病气血伤，气不行则血亦滞，毒亦滞。"本病本虚标实，癌细胞依旧为致病源，加之手术及放疗、化疗，瘀毒互结，不通则痛，临床表现为胃脘胀满、腹胀、疼痛等。虽然脾胃虚弱为其病机关键，但也要认清楚疾病发展因素，要治病防变，树立治未病思想，临证讲究标本兼顾，补益脾胃，扶助正气，佐以解毒、活血之品。

3. 肝失疏泄，气血不行

黄元御言："风木之性，专于疏泄，泄而未遂，则梗涩不行。"肝主疏泄，调畅气机。肝藏血，与其疏泄功能相互为用，肝属木，木气冲和条达，不致郁遏，则血脉得畅。消化道肿瘤患者长期情志不舒，则肝气郁结，木郁克土，运化失常，则气机升降无度。疏泄失司，气机不畅，血脉不行，则疾病转归预后多有影响。李老师认为，疏肝郁兼以养肝为宜，投以疏肝理气、柔血养肝之品，效果俱佳。

4. 肠腑不得调和多见

脾土生金，肺与大肠相表里。《医经精义·脏腑之官》言："大肠所以能传导者，以其为肺之腑，肺气下达，故能传道。"部分患者常兼有便秘等表现，李老师临证主张宣肺

气以行下，开上提下，既可降气亦可通便，还可润肠以通便。部分患者表现为泄泻，因脾胃虚弱无以运化水谷，寒湿交杂，糟粕而下，发为泄泻，李老师临证主张祛风除湿、温中收涩以止泻。

（二）方药配伍，遵循证候

根据患者病机特点，李老师认为，治法应温补中焦，理气为上，升降同调，祛瘀生肌，佐以解毒等，自拟残胃方治疗，基础方为：柴胡 12g，党参 15g，枳壳 12g，白术 15g，白芍 15g，茯苓 10g，醋香附 10g，白及 10g，石见穿 10g。

1. 健脾益气，四君子汤为用

李老师认为，此病脾胃虚弱为关键，而四君子汤作为补脾胃的基础方，应用范围广泛。此方出自《太平惠民和剂局方》，具有健脾益气，调理中焦之功效。①方中党参性味甘平，补中益气不温燥，脾胃受纳、运化有度，水谷精微可上行下达，滋养全身，常用于脾胃虚弱无明显寒热之象者。现代研究发现，党参具有抗溃疡、保护胃黏膜、调整胃肠运动的作用，党参中的多糖具有抗肿瘤作用，可提高人体免疫力。若见年老体虚不受补者，可用太子参替代。②白术性味甘、苦、温，健脾益气，燥湿止汗，为"补气健脾第一要药"。癌症患者毒邪侵袭日久，正气已虚，且手术、放疗、化疗等，进一步耗伤人体气血津液；脏腑功能失调，气虚无力推动，津少则肠道干涸，无以行舟，出现便秘。白术运化脾阳，脾为后天之本，脾健则可补肺、肾，化生气机。气机得化，则津液得生、血运得旺，肠道涩滞可解，胃肠运行有力。《伤寒杂病论》言："伤寒八九日，风湿相搏……若其人大便硬，小便自利者，去桂加白术汤主之。"《伤寒论类方》云："白术生肠胃之津液。"现代研究发现，白术具有增强胃肠蠕动的功效。李老师用白术健运脾胃，以达到下行通便功效，若患者有腹泻，则改为麸炒白术。③脾喜燥恶湿，李老师常用茯苓、薏苡仁等健脾利湿。临证见舌体胖大，边有齿痕者，用茯苓补益效果明显。薏苡仁甘淡微寒，偏于下行，又可取三仁汤畅中之意，临证见舌胖大水滑，边有齿痕者，可用薏苡仁。对于脾虚湿盛明显者，可二者合用健运脾气，淡渗利湿。

2. 理气为上，升降同调

李老师将"郁"作为疾病发展的诱因，认为虚则有滞，气虚无力推动则郁结，升降枢纽失调，出现呃逆、胃脘胀满、便秘等，故理气之品不可少。临证中多选取四逆散加减，呃逆者可配旋覆花、丁香、柿蒂降逆止呃，腹痛者配高良姜温中行气止痛。李老师临证注重升降，喜用对药，以求升降相因，刚柔相济。例如，柴胡配白芍，柴胡疏肝，白芍柔肝；乌药配白芍，乌药理气止痛，白芍敛肝阴不伤胃，刚柔并济；柴胡配枳壳，柴胡升提，枳壳降气；杏仁配紫苏梗，紫苏梗升散，杏仁降气，升降相合。

3. 祛瘀生肌，佐以解毒

久病伤血入络，脉络瘀阻，加之手术直接伤及脏腑，患者可见面色晦暗，舌质紫暗有瘀点。李老师善用石见穿活血化瘀，白及消肿生肌。①石见穿性味苦、辛、平，有清热解毒、活血镇痛、散结消肿之功，是肿瘤科常用的一味中药，具有良好的抗肿瘤效果。②白及在历代医家著作中都被提到有消肿生肌功效,《本草经百种录》言:"入于筋骨之中,能和柔滋养,与正气相调,则微邪自退也。"《本草求真》云:"白及……方书既载功能入肺止血。又载能治……恶疮痈肿。"《日华子本草》言:"止惊邪、血邪……刀箭疮,扑损。"现代药理学研究表明,其对肿瘤细胞等有明显抑制作用。

4. 腑气调和,上下协调

李老师常言:"腑气畅通,则上下协调运转。"对于便秘者,叶天士言:"昔丹溪大、小肠气闭于下,每每开提肺窍。"可加杏仁、紫苏子、防风之类,润肠可加入郁李仁、柏子仁之类。对于腹泻者,李中梓治泄九法中讲,固涩、酸收可加入石榴皮、乌梅、益智仁之类,祛风除湿可加入徐长卿、羌活、防风之类。

(三)调摄相宜,病自缓解

李老师在帮助患者恢复机体功能的同时,强调日常调护。患者长期精神压力大,可有不同程度的焦虑、抑郁,李老师遇此类患者,问诊必仔细,以减轻患者精神负担,同时进行健康知识普及,反复叮嘱患者平时注意事项,嘱可适量食用水果、蔬菜,多运动,多饮水。定期体检,闲暇之余可适当旅行,放松心情,换一换环境,也可以做一些中医保健操,提高机体免疫力。

(四)典型病案

郭某,男,51岁,主因"呃逆、纳差2个月余"于2019年2月28日初诊。患者诉2018年8月30日于某医院行结肠癌(肝区、脾区、乙状结肠三个病灶)切除术,肝左叶部分切除,术后化疗后出现呃逆、纳差,食后腹胀,口干不欲饮水,大便干,神疲乏力,呃逆严重时自觉气短,面色发黄,舌红少苔,舌边有瘀点,脉沉弦细。诊断:呃逆(脾胃虚弱,气机郁滞证)。治宜健脾益气,理气疏肝,活血化瘀,降逆退黄。予残胃方加减,具体方药如下:柴胡12g,太子参15g,枳壳12g,白术15g,白芍15g,茯苓10g,醋香附10g,白及10g,石见穿10g,柿蒂10g,丁香2g,旋覆花(包煎)10g,乌药10g,炒蒺藜10g,郁金10g,茵陈10g,酒大黄5g,栀子10g,川芎10g,麦冬15g,石斛15g,地黄15g,虎杖10g,海金沙10g。4剂,水煎400ml,每日1剂,早晚分服。患者呃逆、纳差,方中取四君子汤、四逆散、丁香柿蒂散、香附旋覆花汤之意,既可健脾益气,补益中焦,又可理气降逆。患者肝左叶部分切除,影响肝的疏泄作用,胆汁瘀积出现黄疸,故加入茵陈、酒大黄、栀子、虎杖、海金沙利胆退黄,大黄还可通便,给邪出路,腹胀加川芎、炒蒺藜、郁金增强行气活血之功,麦冬、石斛、地黄滋阴清热。

二诊 患者诉服药后诸症较前缓解,呃逆较前减轻,午后较为明显,纳食好转,大便稍软,小便黄,面色较前红润,面黄减轻,舌红少苔,舌边瘀点减少,脉沉弦细。上方茵陈加至12g,酒大黄加至8g,乌药加至12g,枳壳减至10g。10剂,水煎服。

三诊 患者整体状态好转,有精神,呃逆次数较前明显减少,面色黄较前明显改善,纳可,二便调,患者诉停用中药则症状加重,舌红少苔,舌下脉络瘀曲,脉沉弦细。予加丹参10g,麦冬加至20g,石见穿加至15g,酒大黄减至5g,柴胡减至10g,炒蒺藜减至8g。

10 剂，水煎服。此后患者因路途遥远，嘱其以上方加减治疗，效果俱佳。

本文出自张泽，阮雅清，张文华，等. 李晶治疗消化道肿瘤经验［J］.

河南中医，2021，41（7）：1022-1024

四、李晶治疗腹泻型肠易激综合征临证经验

腹泻型肠易激综合征是一种慢性功能性肠道疾病，病程长，易反复发作，缠绵不愈。该病症状表现为腹泻、腹痛、腹胀、便后痛减、黏液便、便后窘迫感等，持续或间歇性发作。根据其临床症状，可属于中医"泄泻"、"腹痛"等范畴。目前治疗该病主要通过解痉剂、止泻剂、内脏止痛剂等，临床效果欠佳。

（一）病因病机

1. 郁为病机关键，以肝郁为主

《丹溪心法·六郁》载："气血冲和，万病不生，一有怫郁，诸病生焉，故人身诸病，多生于郁。"强调"气血冲和"。郁病先气病。李晶教授认为，现代社会发展竞争日益激烈，压力剧增，生活节奏与方式改变，情绪起伏大，造成气机失衡，郁结于内，因此"郁"为致病关键。肝主疏泄，调理气机，气机不畅首先影响肝的疏泄，因此肝郁为主要病机。

2. 脾虚为次，湿邪不运

见肝之病，知肝传脾，肝旺太过，横逆犯脾，此为一；饮食规律及习惯的改变，伤及脾胃，造成中焦虚损，此为二。相合为病，造成脾胃虚弱。脾胃为升降枢纽，纳运失常，运化无度，加之肥甘厚味之品，湿邪停聚于内，糟粕而下为病。

3. 寒邪伤阳致病

寒易伤阳，收引凝滞。外寒多与风、湿邪等相兼为病，直中脏腑，伤及脾胃，则纳运升降失常，出现吐清泻稀；气机阻滞，则脘腹冷痛。脾肾阳气虚衰，则温煦失调，表现为虚寒之象，而肾阳虚衰为重，可出现泄泻之象。李晶教授认为现代人饮食不节，冷热不忌，穿衣不顾寒凉，熬夜过度，都会耗气伤阳，无以蒸腾化湿，散布水液，发为本病。

（二）遣方用药

1. 痛泻要方为基础

腹泻型肠易激综合征以"痛""泻"等症状交杂出现为主要特征。李晶教授根据本病主要特征，在痛泻要方的用药基础上加减化裁。痛泻要方先见于《丹溪心法》，方名始见于《医方考》，具有调和肝脾、补脾柔肝、祛湿止泻之功效，是治疗肝郁脾虚型痛而泻的代表方。临床中有一部分患者仅有腹泻，或者仅为腹泻、腹胀，而没有腹痛表现，李晶教授将此类患者归属于不典型痛泻者，根据其病因，认为病机仍属于肝郁脾虚，木旺克土，亦可以痛泻要方为基础加减。

2. 取过敏煎之意

现代研究认为，腹泻型肠易激综合征的发生与内脏高敏反应、免疫机制紊乱等相关。临床许多患者出现典型的食后即厕、心烦即厕等现象，李晶教授抓住这一症状，遣方时取过敏煎之意。过敏煎出自《祝谌予经验集》，是一首治疗各种过敏性疾病的经验方，由银柴胡、防风、乌梅、五味子、甘草组成。李晶教授运用此方时，选取乌梅和防风两味药，散收相合，祛风解痉，以缓解肠道痉挛，调节过敏反应。现代研究表明，乌梅配防风可有效缓解肠道平滑肌痉挛，减轻过敏反应，增强免疫力。

3. 风药助力

《医方考》言："泻责之脾，痛责之肝，肝责之实，脾责之虚，脾虚肝实，故令痛泻。"风为百病之长，李晶教授认为腹泻型肠易激综合征的发生与风邪有极大关系，故配合风药治疗。《脾胃论》言："病虽即已，是降之又降，是复益其阴而重竭其阳气矣，是阳气愈削而精神愈短矣，是阴重强而阳重衰矣，反助其邪之谓也。故必用升阳风药即瘥，以羌活、独活、柴胡、升麻各一钱，防风根截半钱，炙甘草根截半钱。"风性属木，湿性属土，脾喜燥恶湿，木能克土，此为风能胜湿。"地上淖泽，风之即干"，风之升散之性，可除地之湿泞。风药具有宣散上行气机之效，疏络通经之功，即所谓开鬼门、洁净府，使停于体内之湿化为汗尿而出，辅助升清降浊；部分风药的疏肝理气之功，可使肝气畅而不滞，气机升降有序，纳运正常，则湿浊不藏。风药祛湿乃通过其宣、走、升、散之性而实现。临证多选用羌活、防风、葛根、徐长卿之类胜湿止泻，行气除胀止痛。

4. 活用温补固涩药

脾虚不运，水湿内停；肾阳虚弱，关门不及，糟粕而下。李中梓的"治泻九法"中提到的燥脾、温肾、固涩，也是本病的治疗大法。李晶教授临证用药偏爱盐补骨脂、益智仁、石榴皮等。李兴华等发现益智仁乙醇提取物能拮抗番泻叶诱导的小鼠腹泻，抑制正常小鼠的小肠推进和胃排空。罗琴等研究表明，益智仁挥发油有抑制细菌作用。余凌英等研究发现，补骨脂盐制后止泻作用增强，作用机制可能与抑制肠运动，增加胃动素分泌等有关。暴泻不可骤用补涩，以免关门留寇，临证盐补骨脂用 3～6g，益智仁用 5～10g，石榴皮用 3～5g。

（三）医案举隅

患者，女，26 岁，于 2019 年 8 月 20 日因"间断餐后腹泻 1 年"初诊。既往无治疗史。现症见：患者餐后腹泻 1 年，急迫感强，泻后消失，无腹痛，每日 3～4 次，质为糊状，口干，咽干，情绪抑郁，易长口疮，平素怕冷，腰困，白带多，纳差，眠差，易烦躁，睡后梦多，舌红边有芒刺，苔薄白，舌根部苔微黄腻，脉弦滑数。诊断：泄泻（肝郁脾虚证）。处方：痛泻要方加减。组成：陈皮 10g，白术 15g，炒白芍 15g，防风 10g，乌梅 20g，法半夏 9g，茯苓 10g，山药 15g，太子参 15g，莲子 10g，黄芪 20g，麦冬 10g，五味子 10g，盐补骨脂 15g，甘草片 6g，黄连片 5g，石菖蒲 5g，醋龟甲 10g（先煎），女贞子 10g，蜈蚣 2g，黄柏 10g，地榆 10g。6 剂，水煎服，每日 1 剂，早晚分服。

二诊 患者诉服药后餐后如厕每日 3 次，急迫感稍缓解，腹部怕风怕冷，口干欲饮，大便质软成形，多在晨间如厕，舌红苔薄白，脉弦。上方去龟甲、蜈蚣，加益智仁 10g，酒萸肉 5g，7 剂，服法同上。

三诊 患者服药后诉如厕急迫感有所减轻，饭后如厕每日 2 次，大便质中，腹胀，食生冷则加重。舌红尖见点刺，苔水滑，脉弦滑。上方加羌活 10g，徐长卿 10g，薏苡仁 15g，醋香附 10g，砂仁 5g（后下），泽泻 15g，高良姜 5g，枳壳 12g，桔梗 6g，3 剂，服法同上。

四诊 患者药后症状基本消失，大便成形，每日 1～2 次，偶有每日 3 次，无紧迫感、黏冻，舌红苔薄，脉弦。上方去砂仁、醋香附、高良姜、枳壳，7 剂，服法同上。后随访基本无复发。

按 本案患者主诉餐后如厕，急迫感强，泻后消失，参照诊断标准，可以诊断为泄泻（腹泻型肠易激综合征），结合患者职业，辨为肝郁脾虚证。故以痛泻要方为基础加减，加乌梅、五味子、盐补骨脂涩肠止泻，麦冬滋阴，茯苓、山药、太子参、黄芪补中焦，黄柏、地榆、黄连去阴火，小剂量黄连配石菖蒲，李晶教授认为可开胃健脾，黄芪、醋龟甲、女贞子、蜈蚣四药合用可治口疮。二诊患者有明显五更泄，故加入四神丸之意，口疮已好，去龟甲、蜈蚣。三诊患者腹胀痛、食生冷则加重，水湿停聚，加入温中行气、祛风除湿之品，以升降相调。四诊患者症状基本消失，无腹胀怕冷，故去砂仁、醋香附、高良姜、枳壳。

本文出自张泽，阮雅清，张文华，等. 李晶治疗腹泻型肠易激综合征临证经验［J］. 中国民间疗法，2021，29（3）：30-32

五、从脾阴虚论治脾胃病

《素问·保命全形论》云："人生有形，不离阴阳。"人体既有肾阴、肾阳、心阴、心阳、肝阴、肝阳之说，必应有脾阴、脾阳。脾阴与脾胃的生理、病理息息相关，如唐容川之"脾阳不足，水谷固不化；脾阴不足，水谷仍不化也。譬如釜中煮饭，釜底无火固不熟，釜中无水亦不熟也"，临床上可见的食少纳呆、食后腹胀、口干舌燥等症亦可与脾阴相关。李东垣在《脾胃论》中提及脾阴，然其认为脾为死阴，主静，受胃阳之温煦才可上疏津液，布散至五脏六腑、四肢九窍，行脾阴之功，脾阴亦可因脾胃之阳受损而不足，故常以顾护脾胃之阳为主，忽略脾阴，此后的医家多受李东垣的影响，治疗时多从阳论治，以温补为主，因而现代医家亦常忽略脾阴，仅从阳论治，或有延误疾病的诊疗，本节则从脾阴的生成与作用、脾阴虚的证候特点来讨论脾胃病。

（一）脾阴的理论源流

"脾阴"最早在《黄帝内经》中就有提及，虽未明确提出这一名称，但已存在其概念，如"脾藏营"、"营者，阴血也"、"脏真濡于脾"。至汉代，张仲景虽未明确提出脾阴之名，但已有脾阴的病机，"趺阳脉浮而涩……其脾为约，麻子仁丸主之"，此中便有脾阴亏虚的病机。金元时期，李东垣提出脾阴之说，但由于其注重脾阳，致之后医家多从阳论治，忽略脾阴；而同为金元时期的朱丹溪首次提出了脾阴概念，《局方发挥》中云"脾土之阴受伤，转输之官失职"，《格致余论》中亦云"脾弱难化则食已而再饱，阴虚难降则气郁而成痰"，是对脾阴受损的病理变化的阐述。

明清时期，各医家将脾阴理论愈渐完善，缪希雍在《先醒斋医学广笔记》中首次提出了"脾阴不足之候"，大力提倡脾阴，并在《神农本草经疏》中提出了"脾阴亏则不能消"的观点，阐述了脾阴不足对运化功能的影响；秦皇士提出了"脾虚有阴阳之分"；叶天士继承和发展了李东垣的理论，补充了脾阴理论的不足，提出养脾胃阴，然常重于胃阴而轻于脾阴；吴鞠通在叶天士等人的理论基础上，加强了对脾阴的重视，强调"脾胃之病……有伤脾阳，有伤脾阴"，中焦湿热时亦可有脾阴亏虚之证；更有胡慎柔、唐容川、张锡纯、周慎斋等医家对脾阴的详尽描述等。

（二）脾阴的生成与作用

脾阴是指水谷所化生的营血、阴液、脂膏之类的精微物质，亦特指被脾所藏的那部分。饮食入胃，胃受纳腐熟，脾运化之，将其转为精微物质，即脾阴，通过脾阳的作用将其输布全身的同时，亦输布至脾脏，维持脾脏的生理活动，因而脾阴是脾功能活动的物质基础，具有助脾运化、濡养脏腑、制约脾阳之用。

1. 助脾运化

脾阴为水谷精微所化，为脾之质，脾阳是脾脏功能的体现，为脾之用。"阴在内，阳之守也，阳在外，阴之使也"，阴阳相互为用，相辅相成，脾阴与脾阳亦如此，如唐容川在《血证论》中将脾阴、脾阳喻为釜中之水与釜底之火，"釜底无火固不熟，釜中无水亦不能熟也"，无"质"而无"用"，因而脾阴不足，亦可使运化失常；杨仁斋在《仁斋直指方论》中所言的"脾阴主血，司运化"，亦是对脾阴之助运化功能的描述。

2. 濡养脏腑

脾为太阴，为三阴之长、阴中之至阴，运化水谷而生脾阴，《素问·五运行大论》中论脾阴"其性静兼，其德为濡"，五脏六腑、四肢九窍皆依赖脾阴之濡养。《素问·平人气象论》云"脏真濡于脾"、《素问·经脉别论》云"食气入胃……府精神明，留于四脏，气归于权衡"，可见只有脾阴充足，灌溉四傍，才有其他脏腑的正常生理功能，人体正常的生理活动，又如张锡纯所言，"脾阴足则肝肾自受其灌溉"。

3. 制约脾阳

在中医阴阳理论中，阴阳是对立统一的，既互为根本、相互为用，又相互制约，生理状态下处于一种动态平衡状态。脾阴与脾阳亦然，生理状态下脾阴充足，可制约脾阳，脾阳亦可温煦脾阴，两者互根互用、相互制约，使脾脏处于和合的状态，可完成其主运化、主肌肉、升清、统摄血液的作用。而脾阴不足，无以制约脾阳，阴阳失衡，则会出现阴虚内热的症状。

（三）脾阴亏虚的病因病机、证候特点

1. 病因病机

脾阴虚多由外感六淫、饮食劳倦、七情内伤、久病虚损，或过用汗、吐、下法伤及津

液，或医者误用辛温燥烈之品而致。常有患者喜饮酒，酒多湿热，而吴鞠通云"湿热伤脾胃之阴"；《医经原旨》中亦有"劳倦不慎而形气衰少，伤脾阴也"之说；思虑伤脾，暗耗阴血，久则阴伤；王纶在《明医杂著》中提出"近世论治脾胃者……所用之药又皆辛温燥热，助火消阴之剂，遂致胃火益旺，脾阴愈伤"；而对于老年患者，随着年龄的增长，女子"七七"、男子"八八"之后，五脏虚损，先后天皆亏损，气血生化乏源，脾阴不足，因而患病时多有脾阴亏虚之证，该点常常被医者忽略；现代社会生活节奏快、压力较大，因而饮食劳倦、七情内伤亦常为现代年轻人脾阴亏虚之主因。

2. 证候特点

（1）伴脾气虚　脾阴为脾气运化水谷精微而生成，再经脾气升提布散至全身，濡养五脏六腑、四肢九窍，而当脾气亏虚时，运化失司，气血生化乏源，升提布散失常，脾阴无源，因而脾阴亏虚常常为气阴两虚。

脾阴在濡养其他脏腑的同时，亦濡养着脾脏，支持着脾脏的生理活动，脾气的运化亦依赖脾阴，如唐容川所言"脾土以湿化气"，因而当脾阴不足时，脾运化失职，必有脾气衰少，因而脾阴亏虚常伴有脾气不足。

脾阴、脾气相互影响，因而在临床上，脾阴虚证实质上是脾的气阴两虚证，故滋脾阴亦当顾及脾气。

（2）阴虚夹湿　唐容川在《血证论》中讲到"水阴不滋，则水邪亦不能去"、"水邪不去，则水阴亦不能生"，便是对脾阴虚易与湿邪相兼夹的描述。湿邪可为寒湿、湿热、水饮、痰湿、湿浊等，皆为体内运化失常之津液。然津液与水湿本为同源，饮入于胃，可经脾之运化，生成阴液，布散至全身，若不可为机体所用，则为湿邪，故当水谷化为阴津则无湿，水谷不化则生湿，而脾阴可助脾运化，因而脾阴亏虚与湿邪密切相关。脾阴亏虚，运化失常，水谷不化，水谷精微聚集，水湿内生，流于诸经，可致水肿，为阴虚水停之证，如秦景明所言"脾土之真阴受伤，转输之官失职……则诸经凝窒，而脾实腹胀之症成矣"。

另有湿热之邪伤及中焦，吴鞠通言"湿热多伤脾胃之阴"，而成阴虚湿热之证。且脾阴亏虚，则他脏无以濡润，津亏液少，水道不充，三焦气行不畅，水聚成湿；若肺金失养，虚火内生，可炼津为痰，成阴虚夹痰之证；若肾水失滋，虚火妄动，水从火泛，而生水肿，成阴虚水停之证。

因而治疗上，当养阴不忘祛湿，用药宜润燥相济，施润投燥，水止则气止，水行则气行，水邪去则水阴布也。

（3）伴胃阴虚　脾胃同居中焦，以膜相连，二者互为表里，一升一降，一润一燥，共同协调完成水谷的受纳、运化、输布，为气机升降之枢纽，在生理上相互协同，因而在病理上亦相互影响。脾阴与胃阴同为阴液，皆为脾胃运化水谷精微所得，胃阴不足则受纳失常，脾阴亏虚则运化失职，皆可致阴液乏源；"脾主为胃行其津液"，脾阴亏虚，则胃津不行，致胃阴亏虚，故脾阴亏虚亦可伴有胃阴不足。

（四）临床表现

脾阴与脾气共助脾运化，阴亏则运化失职，出现食少纳呆，腹胀，食后尤甚，夜剧昼静，甚至可出现便溏，如吴鞠通在《温病条辨》中指出"泄而腹满甚，脾阴病重也"；脾阴亏虚，失于濡养，不可滋生血脉，则可出现皮肤、口唇干燥，大便干结，面色少华等；阴亏无以制约脾阳，虚热内生，则心烦、口渴，手足心热，身热，口舌生疮，舌红，脉细数等，如唐容川所言"脾阴虚，脉数身热，咽痛声哑"，又如蒲辅周所言"脾阴虚，手足烦热，口干不欲饮，烦满，不思食"；脾胃之阴互滋，脾阴亏而不可为胃行其津液，致胃阴亏虚，可见口干、饥不欲食、舌红少苔、脉细数等症；脾阴亏虚而不制胃阳，胃阳偏亢，可见消谷善饥、疮疡等症。

张锡纯在《医学衷中参西录》中讲到"脾为三阴之长，脾阴足，则肝肾自受其灌溉"，脾阴亏虚，他脏失养，因而在脾胃病的基础上，又可兼夹其他脏腑的病症，如母病及子致肾阴亏虚之五心烦热、腰膝酸软，心阴失养之心悸怔忡、失眠多梦，肺金失养之咽干、干咳少痰，肝木失养之目涩眼干等。

（五）临床疾病

中医所言之"脾"不只指解剖学上的脾脏，它涵盖了消化、免疫与代谢等多系统的功能，现代研究认为脾阴虚证存在一系列病理学改变，包括消化腺分泌低下、自主神经功能失调、非特异性免疫功能降低、体液免疫和前列腺素调控失常以及自由基损伤等。由此可知，较多临床疾病与脾阴虚之证常有紧密的联系。脾阴虚可致脾之运化、濡养等生理功能失常，因而脾胃病中常可见到脾阴虚之证，如痞满、口疮、便秘、泄泻、小儿厌食等病，以下则举例阐述部分脾胃病。

1. 痞满

痞满是最常见的脾胃病之一，中医认为其基本病机为中焦气机失调、升降失常，脾阴虚可致痞满，然其却是常被忽略的病因。脾胃二者，一升一降，一运一纳，脾阴虚而运化失常，升降失调，气机不畅，终致痞满，缪希雍提出了"胃主纳，脾主消，脾亏则不能消，胃弱则不能纳"、"若因脾虚，渐成腹胀，夜剧昼静，病属于阴，当补脾阴"，可见脾阴虚所致的痞满，具有食少纳呆、食后加重或夜间较甚等特点。

在临床中，慢性胃炎、慢性胆囊炎、功能性消化不良等疾病过程中常常会兼见痞满。如慢性胃炎兼见痞满者往往可从脾阴虚论治，且在慢性胃炎发展为慢性萎缩性胃炎的过程中，阴虚失养是至为关键的发展因素。慢性胃炎是一种慢性胃黏膜病变，脾胃互为表里，以膜相连，脾阴亏虚，津液不足，濡养无权，胃黏膜亦失于濡养，故而发病。

2. 口疮

口疮，早在《黄帝内经》中就有"火见燔焫，革金且耗……鼻窒口疡"、"膀胱移热于小肠，鬲肠不便，上为口糜"的描述，指出了火热上炎、熏蒸口舌为口疮的病机，而口疮并非皆由实火所致，反复发作、顽固难愈的口疮往往由虚火所生，因该类患者多服用大量清热泻火之品，久则伤及脾阴，抑有久泄伤及脾阴者，虚热内生，脾气通于口，上炎口舌，而生口疮。有研究表明，近年来临床以阴虚火旺型的口疮患者居多。《寿世保元·卷六·口舌》中便有"一论口疮连年不愈者，此虚火也"的记载，胡慎柔亦有"损病六脉俱数，声哑，口中生疮……此真阴虚也"的描述。脾阴虚口疮多见舌生疮，色淡，表面光红，伪膜少，周围微红或不红、表面黄白色，常反复发作难愈，伴有口干、食少纳呆、或便秘或腹泻等脾阴亏虚之症状。

脾阴亏虚日久，多伴有脾气亏虚，或水液代谢失常，水湿内生，本阴虚内生，虚火与湿邪相合，湿郁亦化热，成阴虚湿热之证。气行则水布，故日久不愈之口疮亦可从脾阴虚与气虚论治。朱丹溪在《丹溪心法》中讲到中焦土虚，相火上冲，无水以制约，而生口疮，此类口疮服寒凉之药不可治愈，当补中焦，以理中汤治之，即是从中焦阴虚与气虚辨证。

3. 便秘

便秘有实性与虚性之分，虚证不论是阴虚内热、营血不足或气阴两虚，皆最终致脾阴不足、肠道失于濡润，因而虚性便秘多责之于脾阴。当脾阴亏虚，津液不足，脾胃同居中焦，脾不为胃行其津液，胃阴亦不足，火热内生，损伤肠道津液；且脾胃失和，脾不升，胃不降，气机失调，传导失职，而致便秘，如张仲景之脾约证。

脾阴亏虚，濡养无权，转疏失职，脾土之母肺金失于濡润，肺与大肠相表里，故肠道失于濡养，则成便秘。且亦有老年便秘患者，其五脏俱损，气血阴阳俱衰，脾肾亏损尤甚，脏真濡于脾，故津液干枯，肠道失于濡养，而大便干结难下。

脾阴虚所致的便秘常表现为大便不爽，便质干结，多伴有食欲减退、腹胀、口干、倦怠乏力、肌肉消瘦等症，而治疗上当滋阴健脾、行气通便，同时据病机不同兼顾其他脏腑，如肺金失养者亦需养肺阴、宣肺气，使肺气通，而腑气降、大便调。

4. 泄泻

世人皆知泄泻常由脾气亏虚、脾阳不足引起，而忽略脾阴虚亦可致泄泻。当脾阳不足时，脾失健运，清气不升，内生湿浊而致泄泻，而脾土以湿化气，脾气本身依赖作为物质基础的脾阴的滋养，因而脾阴不足亦可引起脾气亏虚、脾失健运，而致泄泻。吴鞠通言"泄而腹满者，脾阴病重也"，当脾阴亏虚已重时，可阴损及阳，清阳不升，浊阴不降，气机失调，湿无以化，故泄泻同时伴有腹满，这亦是对脾阴虚致泄泻的描述。

脾阴虚之泄泻常表现为大便溏，或时干时稀，伴有不思饮食、腹胀食后加重、口干舌燥、手足心热、乏力等脾阴虚之症。此类泄泻虽是阴虚致气虚，常为气阴两虚之证，但与纯气虚之泄不同，阴虚本为阴液之匮乏，非水湿之多，故而泄之次数相对较少，其多由慢性腹泻引起，为久泄伤及脾阴。阴虚则阳亢，脾阴濡养无权，无以制约阳气，则可有胃、肝之阳偏亢，可见喜冷食、烦躁失眠等症，又如热结旁流之证，虚火逼迫，肠道津液不能固守，而引起泄泻，甚至加剧，暴迫下注，而阴愈伤。

对于脾阴虚所致的泄泻可治以酸甘之品化阴、甘寒之品滋阴、甘淡之品健脾利湿，加以升阳、祛风之品止泻，阳热偏亢者可加苦寒之品泄热保阴，如味苦而厚之黄连。

（六）医案举隅

患者，刘某，女，59岁，因纳差、上腹部胀满1个月，于2019年9月2日就诊，现症见：纳差，不欲饮食，食后腹胀甚，呈全腹部胀满，无咽食困难，无反酸，偶有呃逆，大便干，近 2 周来排便 2 次，口干不欲饮，自觉腹中冷，近 1 个月来体重较前减轻 2kg。舌体偏瘦，舌暗，尖绛，苔黄白厚腻，有裂纹，舌下络脉迂曲，脉弦滑。体格检查：双手见肝掌。辅助检查：肠镜示（2019 年 8 月 24 日）肠多发息肉；胃镜示（2019 年 8 月 24 日）萎缩性胃炎（病理：慢性萎缩性胃炎，活动期，部分腺体增生及肠上皮化生，萎缩++，肠化+++，中性粒细胞+++，单个核细胞++）。中医诊断：痞满（脾胃阴虚，湿热瘀阻证）。治法：健脾养阴，清热祛湿，活血化瘀。方用：养阴除胀汤合小陷胸汤加减。方药：太子参 15g，乌梅 30g，山楂 10g，蒲公英 20g，白术 15g，山药 20g，炒白芍 15g，茯苓 10g，甘草 6g，法半夏 9g，陈皮 10g，连翘 10g，白花蛇舌草 15g，麸炒枳壳 15g，莪术 10g，浙贝母 15g，北沙参 15g，麦冬 15g，瓜蒌 15g，炒莱菔子 15g，三七 3g，黄连 5g，石菖蒲 5g，醋香附 10g，旋覆花 10g，桔梗 3g，赤芍 10g，厚朴 10g，槟榔 10g，高良姜 8g，3 剂。

二诊（2019 年 9 月 5 日） 服药后，腹部胀满不适较前缓解，仍纳食不香，口干口苦，大便通，便质中，每日 1 次。舌红边齿痕，苔黄腻。守上方加减，减乌梅至 20g，麸炒枳壳加至 20g，加决明子 15g、炒火麻仁 15g、炒苦杏仁 5g、醋延胡索 10g，去厚朴、槟榔、高良姜，10 剂。

按 本案为随李晶教授跟诊时所得。患者为慢性萎缩性胃炎，临床主要表现为腹胀、食后尤甚、纳差，结合症状，该患者可从脾阴亏虚来辨证，脾胃以膜相连，脾阴亏虚，胃阴亦失养，胃黏膜失于濡养而发病，助脾运化失常，则纳差，腹胀、食后尤甚为脾阴亏虚之表现，舌苔厚腻为湿之象，再参舌暗、舌下络脉迂曲，可辨证为脾胃阴虚，湿热瘀阻证。养阴除胀汤为李晶教授治疗脾阴亏虚之经验方，由吴鞠通之人参乌梅汤加减化裁而来，可益气养阴，健脾消胀，因其舌暗，舌下络脉迂曲，故加活血化瘀之品，因其有肝掌、脉弦，故加入疏肝理气之品。二诊时患者腹胀已缓解，但口干口苦，肝郁之象较为显著，故去辛温之品，加疏肝之药，加大养阴药量，佐以润肠通便之药。半月后电话随访患者，诉其饮食可，无腹胀。

本文出自吕蕾晶，姚雨风，李晶. 从脾阴虚论治脾胃病［J］. 中医药临床杂志，2022，34（1）：25-29.